H. Breuninger ▌ DermOPix® und die Hautchirurgie

Helmut Breuninger

DermOPix® und die Hautchirurgie

Mit 135 farbigen Abbildungen
von Helmut Breuninger

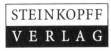

STEINKOPFF
VERLAG

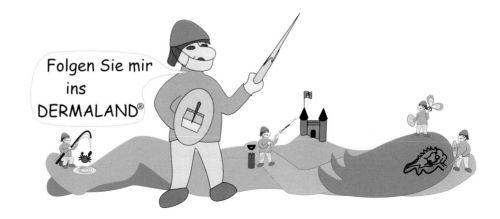

Prof. Dr. med. Helmut Breuninger
Arzt für Chirurgie und Dermatologie, Phlebologe
Leitender Oberarzt der Operativen Dermatologie
Universitäts-Hautklinik Tübingen
Liebermeisterstraße 25, 72076 Tübingen
http://www.medizin.uni-tuebingen.de

ISBN 978-3-7985-1826-1 Steinkopff Verlag

Bibliografische Information der Deutschen Nationalbibliothek
Die Deutsche Nationalbibliothek verzeichnet diese Publikation in der Deutschen Nationalbibliografie;
detaillierte bibliografische Daten sind im Internet über http://dnb.d-nb.de abrufbar.

Steinkopff Verlag
ein Unternehmen von Springer Science+Business Media

www.steinkopff.com

© Steinkopff Verlag 2008
  Printed in Germany

Planung und Redaktion: Dr. med. Gertrud Volkert, Petra Elster
Herstellung: Klemens Schwind   Umschlaggestaltung: Erich Kirchner, Heidelberg
Satz: K + V Fotosatz GmbH, Beerfelden   Druck und Bindung: Stürz GmbH, Würzburg

SPIN 12241835   105/7231-5 4 3 2 1 0 – Gedruckt auf säurefreiem Papier

Mein Dank

gilt Herrn Kollegen Dr. med. Wilfried Schippert, der mich durch seine verantwortliche oberärztliche Mitarbeit in der Dermatochirurgie der Universitäts-Hautklinik Tübingen jahrzehntelang sehr unterstützt hat.
Ebenfalls gilt mein Dank
den Kollegen Prof. Dr. med. Mathias Möhrle mit seiner großen Erfahrung als Kursleiter und PD Dr. med. Hans-Martin Häfner, jahrelange kollegiale Mitarbeiter im OP. Beide bereicherten die tägliche Routine und das wissenschaftliche Arbeiten mit wichtigen Ratschlägen.

Ganz besonderer Dank gilt Frau Dr. med. G. Volkert, Steinkopff Verlag. Sie hat mit ihrem sehr persönlichen Engagement das kleine Büchlein initiiert und wesentlich mitgestaltet.

Vorwort

DermOPix® ist ein kleiner, manchmal etwas frecher Ritter der Hautchirurgie. Er führt Sie in seiner Art durch das DERMALAND®, das für alle offen ist. Seine Wegmarken geben lediglich Orientierung, manchmal führen sie an den eingefahrenen Wegen vorbei. Auch lauern viele Gefahren, u.a. der Drache Basokarz.

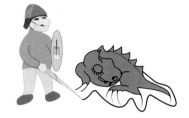

Um sich im Dickicht der Hautchirurgie zurecht zu finden braucht es daher eine Menge zusätzlicher eigener Erfahrung. Der Teufel liegt – wie so oft – im Detail, aber auch der Engel.

DermOPix will neben der Dauerheilung auch ein gutes ästhetisches Ergebnis erzielen. Notwendig dafür sind vor allem vertiefte Kenntnisse in der Anwendung von Hautlappenplastiken. Die Grundlagen zu deren Verständnis vermittelt DermOPix. Doch Vorsicht, der richtige Umgang damit erfordert höchste Ritterkunst.

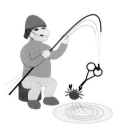

Herrn OA Schippert gewidmet

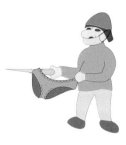

DermOPix und seine Getreuen verfügen über einen reichen Schatz an Erfahrung in Chirurgie und Dermatologie. Sie sind kampferprobt. Seit über 25 Jahren kamen ihre Waffen weit mehr als 200 000 mal zum Einsatz, insbesondere auf dem Gebiet der regionalen Lappenplastiken. DermOPix hat zudem jahrelang viele dieser Handlungen in „Papers" aufgeschrieben. Er möchte Sie an seiner Erfahrung teilhaben lassen.

DermOPix wird Sie mit detaillierten praktischen Hinweisen aus der Praxis für die Praxis durch den Operationsalltag kapitelweise führen und wichtige Stichworte veranschaulichen. Folgen Sie nun dem kleinen DermOPix in sein DERMALAND.

Tübingen, im Frühjahr 2008   HELMUT BREUNINGER

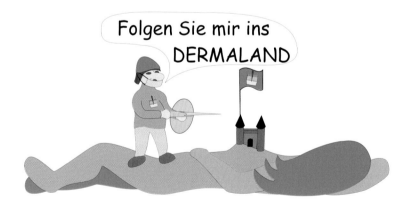

▌ DermOPix reitet außerdem drei Steckenpferde

1. Die automatisierte Tumeszenzlokalanästhesie (Auto-TLA).
   Sie erleichtert Patient und Arzt die Schmerzausschaltung.

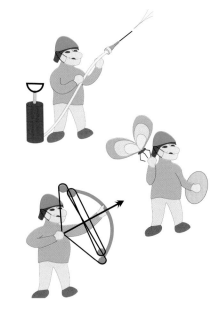

2. Die intrakutanen Nahttechniken mit Schmetterlings- und Achternaht.
   Sie vereinfachen Defektverschlüsse unter Spannung.

3. Die 3D-Histologie
   Einfaches Routineverfahren, das einen hoch sensitiven Nachweis der vollständigen Tumorentfernung (R0-Resektion) mit hautsparender Dauerheilung ermöglicht.

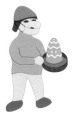

▍ Folgen Sie mir ins DERMALAND

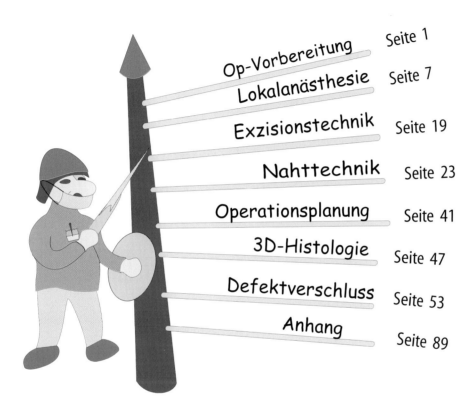

Inhaltsverzeichnis

OP-Vorbereitung

Ärztliche Aufklärungspflicht

▮ Inhalt und Umfang

Bei Hautoperationen betrifft sie in der Regel Nachblutung, Wundinfekt, eine allgemein zu akzeptierende Narbe und Hautnervenverletzungen. Erfolgsaussichten, Behandlungsalternativen und das Risiko für die weitere Lebensführung des Patienten. (Lähmungen, Entstellungen, lang anhaltende Schmerzen etc.) sind ggf. anzusprechen. Verhaltensinstruktionen für eine angepasste Lebensweise dürfen manchmal nicht fehlen. Je notwendiger der Eingriff, desto geringer ist der Aufklärungsumfang und umgekehrt. Besonders hoch ist er bei ästhetischen Eingriffen, die hier nicht abgehandelt werden.

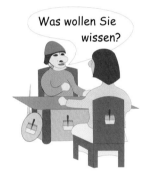

▮ Zweck

Stärkung des Vertrauensverhältnisses und der Patientenautonomie.

▮ Form

Persönliches Gespräch, schriftlich dokumentiert, zusätzlich mit Formblatt.

▮ Zeitpunkt

Spätestens einen Tag vor dem Eingriff, besser bei der Indikationsstellung. Vor ambulanten Eingriffen am Tag der Operation, wenn dem Patienten die Entscheidung völlig frei gelassen wird (dokumentieren).

Instrumente und Material

OP-Instrumente

Folgendes Instrumentarium gehört zu einem Set für viele kleine und große Hautoperationen:
1. Skalpellklingengriff
2. Nadelhalter, ein feiner und ein kräftiger
3. Fadenschere/Präparierschere
4. Wundhäkchen
5. Chirurgisch-anatomische Pinzette
6. Bipolare Pinzette zur Blutstillung

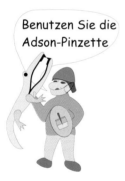

Zu 2: Der vom Autor entwickelte feine Nadelhalter „butterfly" – eine Weiterentwicklung des Mikronadelhalters „Castaviejo" (Firma Medizintechnik Ulrich in Ulm) erleichtert feine Nähte.

Zu 4: Wundhäkchen schonen den Wundrand und vermeiden Artefakte.

Zu 5: Die Kombination von chirurgischer Pinzettenspitze mit einer darüber angebrachten anatomischen Griffplatte zum Fassen der Nadel bzw. des Fadens (Adson-Pinzette) ist sehr praktisch. Der Hautrand wird nur eingehakt, nicht gequetscht.

Zu 6: Eine unipolare Blutstillung ist umständlich und heute bei reinen Hautoperationen obsolet (Gefahr der Wundrandnekrose). Praktisch sind bipolare Pinzetten mit 1–2 mm breiten Spitzen. Feinere Spitzen sind nur an Lidern, Finger- und Zehenspitzen sinnvoll. Bei der Koagulation muss zwischen den Pinzettenenden mindestens eine 1–2 mm breite Gewebebrücke liegen.

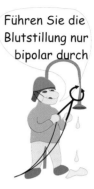

Führen Sie die Blutstillung nur bipolar durch

▮ Desinfektion

Zur Desinfektion des OP-Gebietes wirken am besten alkoholische Lösungen. Das Gesicht am besten mit befeuchteten Tupfern abreiben. Versehentliche Alkoholbenetzung der Cornea oder Konjuktiva schädigt diese nicht (besser vorher mit Salbe schützen). Im Falle verzögerten Defektverschlusses werden Defekte nach der Anästhesie mit feuchten Alkoholtupfern intensiv „debridiert". Das vermindert die postoperative Infektionsrate. Nur stark kontaminierte oder infizierte Wunden oder Immunsuppression benötigen eine perioperative Antibiose (z. B. Flucloxacillin oder Clindamycin). Bei Lokalanästhesie im Genitalbereich empfiehlt sich Polyvidon-Jod- oder Octenidinhydrochlorid-Lösung zu verwenden, da Alkohol dort brennt.

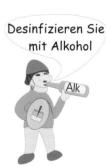

Desinfizieren Sie mit Alkohol

▮ Handschuhe

Saubere Einmalhandschuhe sind bei allen Eingriffen ohne Naht (Shave-Exzisionen, Stanzbiopsien, tangentiales Abtragen, scharfer Löffel, etc.) zu benutzen, sterile Handschuhe bei Eingriffen mit Naht.

▐ Abdeckmaterial

Abdeckung ist erforderlich bei Eingriffen mit Naht. Selbstklebende wasserfeste Abdecktücher helfen u.a. dabei, die OP-Umgebung von Blut sauber zu halten.

Keine Abdeckung benötigen Eingriffe ohne Naht (Shave-Exzisionen, scharfer Löffel und Dermabrasionen, Stanzbiopsien bis 4 mm, an Rumpf und Extremitäten bis 6 mm) und größere Exzision, wenn eine Sekundärheilung angestrebt wird.

▐ Nahtmaterial

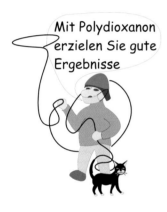

Mit Polydioxanon erzielen Sie gute Ergebnisse

Die Vielfalt der Nahtmaterialien ist groß. Unsere langjährige wissenschaftlich vergleichende Erfahrung zeigt, dass bei intrakutanen Hautnähten das Polydioxanon ein Polyzucker (z.B. PDS®) wegen der langen Absorptionszeit beste Ergebnisse erzielt. Das Material wird hydrolisiert und führt zu keiner lokalen Resorptionsreaktion. Ein kleiner Nachteil liegt in der langen Absorptionszeit, weil das Material lange zu tasten ist. Die Härte des Materials wird bei Faden-

Tabelle 1. Fadenstärken

Fadenstärken
▐ **Skalp:** Polydioxanon®: 2-0–4-0
▐ **Gesicht:** Polydioxanon® 4-0–7-0, am häufigsten 5-0, manchmal auch Stärke 3-0
– Polyglactin® 7-0 an Lidern und bei Kindern als epidermale (Einzelknopf-)Naht nach tiefem Verschluss mit Intrakutannähten
– Polyglactin® 5/0–6/0: nur am Lippenrot
▐ **Körper**
– Polydioxanon®: 2-0–6-0 am häufigsten 3-0 und 4-0, am Rücken oft auch 2-0
– Polyglactin®: 4-0–6-0 nur im Genitalbereich

durchtritten deutlich, die aber nach unseren Untersuchungen nicht häufiger sind als bei anderen Materialien. Auf die Narbenbildung hat ein Fadendurchtritt nur sehr selten einen negativen Effekt. Wir verwenden Fadenstärken von 2-0 bis 7-0 (Tabelle 1).

Polyglactin- (z. B. Vicryl®, Stärke 5-0 bis 7-0) Fäden finden Verwendung am Lippenrot, Augenlidern, bei Schleimhäuten und im Genitalbereich, als konventionelle außen liegende Nähte, deren überstehende Knoten entfernt werden müssen. Das geflochtene Polyglactin verursacht bei Einzelknopfnähten gegenüber dem monofilen Polydioxanon häufiger unerwünschte Begleitinfekte mit Wundreizung durch die Dochtwirkung und führt eher zu Narbendehiszenzen. Vicryl rapid® kann bei Nähten ohne Spannung eingesetzt werden. Das Poliglecaprone (Monocryl®) führte nach einer klinischen Prüfung an der Universitäts-Hautklinik Tübingen bei Dehnungsplastiken tendenziell eher zu Narbendehiszenzen als Polydioxanon.

▮ Nadeln

Günstig sind scharf schneidende 3/8-Nadeln (Länge 3/8 des Kreisumfanges). Nach Prüfung aller verfügbaren Nadeln (ohne Sponsoring und Zuwendungen) haben sich bei uns derzeit diejenigen der Firma Ethicon als besonders stabil und dennoch sehr elastisch als auch sehr gut schneidend herausgestellt.

▮ Hautkleber

In der Hautchirurgie werden in aller Regel nicht Hautschnitte, sondern Hautdefekte verschlossen. Hierfür sind nach unserer Erfahrung, wegen der hohen Spannung auf den Wundrändern, die zur Verfügung stehenden Hautkleber ungeeignet. Zusätzlich zur Naht sind Hautkleber zu kostspielig. Klebestrips sind deutlich kostengünstiger und ebenso effektiv (siehe auch Verbandsmaterial).

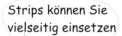

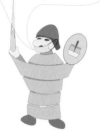

Strips können Sie vielseitig einsetzen

▮ Verbandsmaterial

Zum Schutz der Wundoberfläche haben sich Klebestrips bewährt. Ganz besonders Suture Strips (Airstrips®), da sie elastisch sind. Sie hinterlassen keine Spannungsblasen. Diese adaptieren auch die Wundkanten und ersetzen Wundkleber. Über den Strips (siehe auch Pflaster-Strip Seite 20) ist wegen Sickerblutungen ein Verband aus Kompressen oder Fertigpflastern ratsam.

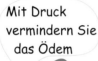

Mit Druck vermindern Sie das Ödem

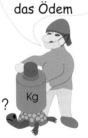

Im Prinzip sind Wunden nach 24 Stunden gegenüber Wasser (Dusche) unempfindlich und können mit dem Wundstrip offen gelassen werden. Ungestörter ist die Wundheilung allerdings unter dem gut sitzenden Verband, solange die Wundverhältnisse trocken und ohne Infektzeichen sind. Die Narben werden bei ungestörtem Verlauf unauffälliger! Postoperativer Druck auf die Wunde kann das Ergebnis verbessern. Kompression verringert das Sekret in der Wunde und das postoperative Wundödem. Hilfreich sind Druckverbände mit selbsthaftendem elastischem Bindenmaterial. Ein Überknüpfverband (siehe Defektverschluss Seite 53) kann als Druckpolster auch bei Hautlappenplastiken günstig wirken oder als Vorbeugung einer Nachblutung bei heparinpflichtigen Patienten.

Polyurethan-Folie – geklebt auf die Kompressen, nicht auf die Wunde – mit kleinen geritzten Abflusslöchern ist ein schmerzfreier und nicht haftender preiswerter Verband auf Spalthautentnahmestellen. Auch Hydrokolloidverbandmaterial hat sich bewährt.

Lokalanästhesie

Allgemeine Handhabung

▌ Injektionstechnik

Zu verwenden ist eine möglichst dünne Nadel (27 bzw. 30 Gauge). Ein senkrechter ruckartiger Einstich setzt die geringsten Schmerzreize. Danach wird ein subdermales Depot gesetzt und die Nadel in die gewünschte Richtung subdermal horizontal unter vorsichtiger Infiltration weitergeschoben. Eine intradermale Quaddel wird, falls erwünscht, beim Zurückziehen gesetzt, denn am Beginn schmerzt sie mehr.

Bei Kindern kann vor dem Nadeleinstich eine topische Lokalanästhesiecreme (Emla®) mit Okklusiv-Folie appliziert werden. Die Entfernung der Klebefolie ist möglicherweise schmerzhafter, als der kleine Einstich einer 30 Gauge Nadel.

Stechen Sie die Nadel ruckartig senkrecht ein

▌ Substanzen und Dosierung

Zur Infiltrationsanästhesie werden nur noch Lokalanästhetika des Amidtyps eingesetzt. Wir verwenden Lidocain in der Konzentration von 0,5% bzw. 0,2% Ropivacain. Höhere Konzentrationen verkürzen die Wartezeit bis zum Wirkungseintritt nur unwesentlich, bei gleicher Wirkungsdauer. Prilocain kann bei Kindern und bei Menschen mit Glucose-6-Phosphat-Dehydrogenasemangel eine Methämoglobinämiebildung hervorrufen.

Ein handelsüblicher Adrenalinzusatz von 1 : 200 000 hat wesentliche Vorteile:
❙ geringere Blutung
❙ längere Wirkung
❙ höhere Dosierung bei subkutaner Anwendung.

Für Lidocain ohne Adrenalin ist die Dosis 6 mg/kg, mit Adrenalin 7,5 mg/kg üblich. Letztere entspricht dann 1,5 ml/kg bei 0,5%iger Lösung. Für Ropivacain 2,7 mg/kg, entsprechend 1,2 ml/kg bei 0,2%iger Lösung. Bei subkutaner Applikation sind niedrige und langsam ansteigende Blutspiegel die Regel.

Für die genannten Maximaldosen fehlen evidenzbasierte Untersuchungen. Z. B. werden bei der Tumeszenzlokalanästhesie bei Liposuktionen bis zu 35 mg/kg gegeben. Oben genannt sind lediglich Empfehlungen, herausgegeben von der Deutschen Gesellschaft für Anästhesiologie.

Für den Adrenalinzusatz gilt Ähnliches. Die bisher weithin postulierte Gefährdung von Akren durch Adrenalinzusatz lässt sich anhand keiner einzigen stichhaltigen Publikation belegen. Man denke an abgetrennte Gliedmaßen, die Stunden später mit Erfolg replantiert werden. Auch bei Gefäßschäden gibt es bisher keine objektiv nachvollziehbaren Hinweise einer Gefährdung. Wir haben die Effekte von Adrenalin auf die Durchblutung intensiv untersucht und publiziert. Es zeigt sich nur eine kurzzeitige Einschränkung der Durchblutung. Es tritt lediglich eine schnell reversible weiß-blaue Verfärbung ein. Ein Tourniquet hatte wesentlich gravierendere Auswirkungen. Wir verwenden Adrenalinzusatz ohne jegliche Einschränkung und haben bei der Oberst'schen Leitungsanästhesie der Finger und Zehen oder dem Penisblock keine negativen Effekte gesehen, ebenfalls nicht bei vielen zig-tausend Tumoroperationen und Lappenplastiken auch an Nase und Ohren.

Auch Infiltration in infizierte Hautareale, die laut Fachinformation vermieden werden sollen, führen wir jahrzehntelang absolut komplikationslos zum Wohle der Patienten durch.

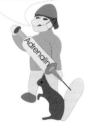

Adrenalinzusatz können Sie überall verwenden

Adrenalin

▌ Umgang mit Lokalanästhetika

Psychogene Kreislaufreaktionen (hypoton oder hyperton) sind auch bei der Punktion allein oder nach sehr geringen Mengen von Lokalanästhetika relativ häufig. Erstere werden durch Schocklagerung, Letztere mit Sedierung und ggf. antihypertensive Therapie behoben.

Allergische Reaktionen auf Lokalanästhetika oder Konservierungsstoffe sind selten. Hier helfen Sympathikomimetika i.m. oder i.v. und Hydrocortison. Unterstützend hilft auch ein Antihistaminikum, z.B. Dimetindenmaleat (Fenistil®) 0,1 mg/kg.

Substanzeigene Nebenwirkungen der Lokalanästhetika treten in der Hautchirurgie bei subkutaner Anwendung extrem selten auf.

Schocklagerung hilft sofort

Nebenwirkungen	Abhilfe
▌ zentralnervöse Krämpfe*	▌ i.v. Barbiturat/Diazepam
▌ hypotone Kreislaufreaktionen	▌ Schocklage/ggf. i.v. Vasokonstriktor
▌ Bradykardie	▌ i.v. Atropin
▌ Tachykardie	▌ i.v. Beta-Blocker

* Diese Nebenwirkung wurde während 30-jähriger Erfahrung nie beobachtet.

▌ Prophylaktischer i.v. Zugang

Ein venöser Zugang ist Ermessenssache. Er ist ratsam, wenn eine akzidentelle intravasale Injektion möglich sein kann, z.B. in der Axilla oder Leiste oder einer Venenoperation, oder wenn eine sehr hohe Dosis geplant ist. Auch bei erheblichen Nebenerkrankungen oder anamnestischem Verdacht auf eine Lokalanästhetikaunverträglichkeit.

▌ Prämedikation

Midazolam ist bei Hautoperationen wegen der kurzen Wirkungsdauer günstig.

Kinder erhalten eine orale oder rektale Dosis von 4 mg/10 kg KG und Erwachsene eine Dosis von 2 mg/10 kg KG. Die Regeldosis für Erwachsene ist 5 mg oral bis 70 Jahren und 2,5 mg ab 70 Jahren. Diese Dosis kann wenn nötig verdoppelt werden.

Die Midazolam-Gabe ist keine Indikation zum Legen einer Verweilkanüle. Es besteht aber Überwachungspflicht. Einer Atemdepression wird mit Sauerstoffgabe und ggf. durch Ambubeutelbeatmung begegnet. Gegebenenfalls ist Flumazenil als Antidot mit steigender Dosierung in 0,1 mg-Schritten je nach Wirkung zu verabreichen. Bis zum vollständigen Nachlassen der Midazolamwirkung muss überwacht werden.

▌ Überwachung

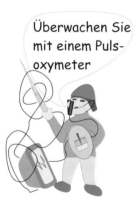

Überwachen Sie mit einem Pulsoxymeter

Die Überwachung mit einem Pulsoxymeter ist bei allen Lokalanästhesien mit und ohne Prämedikation optimal. Bei einer automatischen TLA (siehe Auto-TLA), bei der der Arzt nicht unmittelbar neben dem Patienten steht, ist sie unabdingbar. Die intervallartige Blutdruckmessung ist nur bei Patienten mit kardiovaskulären Risikofaktoren notwendig.

Automatisierte Tumeszenzlokalanästhesie (Auto-TLA)

Die Auto-TLA ist eine vom Autor aus der Tumeszenzlokalanästhesie abgeleitete Methode: Infusionsautomaten ermöglichen die weitgehend schmerzlose und selbsttätige subkutane Infusion eines verdünnten Lokalanästhetikums. Deshalb auch der Name „Subkutane Infusionsanästhesie" (SIA) (Abb. 1).

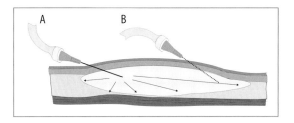

Abb. 1. „Parainfusion" des Lokalanästhetikums.

A: Mit selbsttätiger subdermaler Ausbreitung.

B: Die Infusionsnadel wird im bereits anästhesierten Bereich weitergeschoben.

Zur Verdünnung eignet sich physiologische Salzgemischlösung. Sehr sicher ist eine Mischung aus Lidocain und Ropivacain (Tabelle 2).

Ropivacain ist sehr lang wirksam bei sehr günstigem Nebenwirkungsprofil. Die lange Wirkungsdauer erlaubt die parallele Anästhesie mehrerer Patienten, bevor sie nacheinander operiert werden. Die postoperative Schmerzausschaltung ist lange anhaltend.

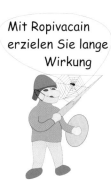

Mit Ropivacain erzielen Sie lange Wirkung

Ein Adrenalinzusatz ist immer notwendig, da nicht aspiriert wird. Die akzidentelle intravenöse Injektion ist sofort an der Erhöhung der Herzfrequenz am Pulsoxymeter zu erkennen, bevor nennenswerte Mengen von Lokalanästhetikum in den Kreislauf gelangen, die akzidentellle intraarterielle Infusion an einer rasch reversiblen Weißverfärbung des versorgten Hautareals.

Angenehm an der Auto-TLA ist die blutungsarme Übersichtlichkeit der Eingriffe mit Hydrodissektion.

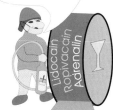

Setzen Sie der Auto-TLA immer Adrenalin zu

Tabelle 2. Anästhesielösungen für die Auto-TLA nach Breuninger

Anästhesielösung	Menge in ml	Lidocain Xylocain®	Ropivacain Naropin®	Suprareninzusatz
Originalflasche Xylocain® 0,5% mit Suprarenin	50 ml Fertiglösung	0,5% entspr. 1 ml/50 ml		1 : 200 000 Fertiglösung *Kein* Zusatz
Originalbeutel Naropin 0,2%	200 ml Fertiglösung		0,2% entspr. 1 ml/200 ml	1 : 750 000 Zusatz: 0,3 ml in 200 ml
Eigenmischung mit Ionosterillösung 0,25% 3 ml pro kg	Flasche 100 ml Ionosteril abzüglich 25 ml	20 ml 1%	5 ml 1%	1 : 500 000 Zusatz: 0,2 ml in 100 ml
Eigenmischung mit Ionosterillösung 0,15% 4 ml pro kg	Flasche 100 ml Ionosteril abzüglich 15 ml	10 ml 1%	5 ml 1%	1 : 500 000 Zusatz: 0,2 ml in 100 ml
Eigenmischung mit Ionosterillösung 0,21% 3 ml pro kg (Erw.* 225 ml)	Beutel 500 ml Ionosteril	50 ml 2%	20 ml 1%	1 : 1 000 000 Zusatz: 0,5 ml in 500 ml
Eigenmischung mit Ionosterillösung 0,11% 6 ml pro kg (Erw. 450 ml)	Beutel 500 ml Ionosteril	20 ml 2%	20 ml 1%	1 : 1 000 000 Zusatz: 0,5 ml in 500 ml
Eigenmischung** mit Ionosterillösung 0,05% 12 ml pro kg (Erw. 900 ml)	Beutel 500 ml Ionosteril	10 ml 2%	10 ml 1%	1 : 1 000 000 Zusatz: 0,5 ml in 500 ml

* Erw. = berechnet auf Erwachsener 75 kg

** z. B. für Venenoperationen und Kleinkinder

Berechnungsgrundlage für die Mengenangaben ml/kg sind:
4 mg/kg für Lidocain und 2 mg/kg für Ropivacain, also unter den allgemein akzeptierten Höchstdosen.

▮ Instrumentarium für die Auto-TLA

Fresenius bietet mit Inka® ST einen Infusionsautomaten an, bei dem der Verschlussdruck von den üblichen 0,9 bar auf 2 bar erhöht ist. Wenn man sich auf einen langsameren Flow einstellen möchte, sind auch Standardautomaten nutzbar. Günstig ist es an einem Infusionsständer nicht nur den Automaten, sondern auch Befestigungen anzubringen für alle notwendigen Utensilien wie Einmalhandschuhe, Papiertücher, Nadeln, Abwurf, Aufbewahrung für die „Heidelberger Verlängerungen" (siehe Sicherheitsvorschriften) und Behälter mit Desinfektionslösung. Eine Komplettlösung wird von ULF-Systems angeboten.

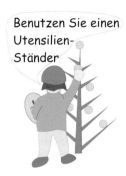

Benutzen Sie einen Utensilien-Ständer

▮ Handhabung

Der Infusionsautomat ist auch bei kleinen Eingriffen zu benutzen anstatt der Spritze. Der Einstich muss immer unter Flow erfolgen (50–1500 ml/h). Die Einstellung erfordert viel Erfahrung. Die Flussrate hängt ab von der Nadelstärke und der Lokalisation. Im Normalfall liegt sie bei 150–500 ml/h. Bei Druckalarm wird die Nadelposition geändert oder der Flow verringert.

Eine Volumenbegrenzung muss immer eingestellt sein. Sie liegt zwischen 10 und maximal 100 ml je nach Lokalisation.

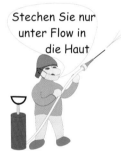

Stechen Sie nur unter Flow in die Haut

Die Infusion verursacht keine oder nur geringe Schmerzen. Die Wirkung setzt auch bei der 0,14 bzw. 0,11%igen Lösung) rasch ein (siehe Tabelle 2). Die Auto-TLA wird normalerweise in einem Vorraum volumengesteuert, automatisch mit entsprechender Überwachung infundiert, vor allem bei mittleren und größeren Operationen. Selbst Kleinkinder tolerieren diese Art der Anästhesie sehr gut, weil der Arzt während der Infusion dem Kind nicht zu nahe kommen muss.

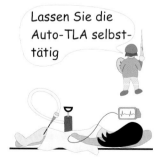

Lassen Sie die Auto-TLA selbsttätig

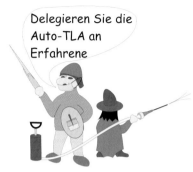

Delegieren Sie die Auto-TLA an Erfahrene

An allen unproblematischen Lokalisationen ist die Auto-TLA an erfahrene Pflegekräfte delegierbar. Die Auto-TLA kann bei kleinen Eingriffen auch im OP stattfinden, während die heute notwendige EDV-Dokumentation erledigt wird.

Es empfiehlt sich die Nadelspitze am Rand der geplanten Operation (z.B. eines größeren Nävus) knapp subkoreal einzustechen (siehe Abb. 1, Seite 11). Bei größeren Arealen kann man vom anästhesierten Ersteinstich aus eine längere und dickere Nadel für einen höheren Flow in unterschiedliche Richtungen vorschieben. Im Gesicht ist die Infusion im Verlauf der sensiblen Nerven günstig (Abb. 2). Eine Nervenblockade ist nicht notwendig. An den Extremitäten beginnt man von proximal.

Bei Veneneingriffen oder anderen ausgedehnten Infiltrationen wird die 0,05%ige Lösung verwendet. Nach der superfiziellen Infusion im Hautbereich der Leiste lässt sich die Leiste sehr gut durch die Infusionstechnik langsam aus der Tiefe in Schritten fächerförmig mit einer Sprotte®-Spinalnadel automatisch

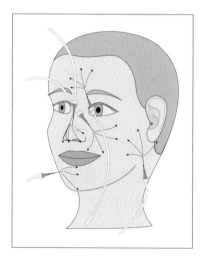

Abb. 2. Auto-TLA im Gesicht.
Nervenverläufe am Kopf bei der Infusion berücksichtigen. Ein starkes Aufquellen der Haut schadet nicht.

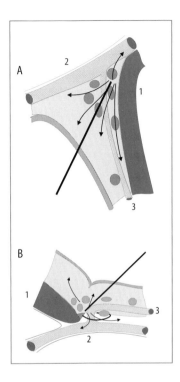

Abb. 3. Infusion der Axilla und Leiste.
Sprotte® Nadel in der Tiefe (Flow ca. 500 ml/h,
Volumen 200 bis 350 ml).
A: Axilla 1 = Thoraxwand, 2 = V. axillaris,
    3 = thorakale Gefäße.
B: Leiste 1 = Bauchwand, 2 = V. femoralis,
    3 = V. saphena magna.

auffüllen. In gleicher Weise erfolgt auch die Anästhesie für die Sentinel-Lymphknoten-Biopsie in Leiste und Axilla (Abb. 3).

Während der Infundierung der Leiste kann entlang der Vene durch einen zweiten oder auch dritten Automaten mit hohem Flow (1500 ml/Stunde) anästhesiert werden, nachdem schon vorab kleine Depots neben dem Venenverlauf gesetzt wurden. Die sehr geringe Konzentration des Anästhetikums verlängert die Wartezeit (mindestens 30 Minuten).

Bei Infusion unter Duplexkontrolle benötigt man weniger Volumen. Daher kann man die 0,11%ige Lösung verwenden mit kurzer Wartezeit.

▌ Sicherheitsvorschriften für Auto-TLA

1. Pulsoxymeter-Überwachung, da nicht aspiriert wird. Ausnahmen sind kleine Hautareale, die man sozusagen von Hand anästhesiert.
2. Einstich der Nadel (senkrecht, ruckartig) nur nach sicherem Austritt von Flüssigkeit bei laufender Infusion, um Luftinfusionen zu vermeiden.
3. Nur die Heidelberger Verlängerung wird nach Patientenkontakt ausgewechselt.
4. Ein intravenöser Zugang ist ratsam bei Anästhesien der Leisten und Axillen und bei Venenoperationen wegen der höheren Gefahr einer intravasalen Infusion und bei den vorab schon genannten Indikationen (siehe Seite 9).
5. Im Gebiet der Arteria angularis (Nasenseite/medialer Augenwinkel) wird die Nadel niemals in Richtung Augenwinkel eingeführt, sondern nach distal, medial oder lateral streng subdermal, um eine akzidentelle Infusion in die A. angularis mit der adrenalinhaltigen Lösung zu vermeiden.
6. Wenn im Bereich der Lider Vernarbungen vorhanden sind, nicht ohne Aufsicht infundieren: Gefahr der intraorbitalen Druckinfusion.
7. Einmalschutzhandschuhe sollten bei offenen Wunden oder bei Verwendung der Sprotte®-Nadel getragen werden. Die regelmäßige Händedesinfektion erleichtert ein Desinfektionsspender, der am Ständer angebracht ist.

Vorteile der Methode

- Semiautomatischer Ablauf
- Geringe Schmerzhaftigkeit
- Große Flächen sind anästhesierbar
- Blutarmes OP-Feld
- Vordehnung der Haut durch erhöhten Flüssigkeitsdruck
- Bessere Präparation durch Hydrodissektion
- Eine Person kann mehrere Patienten gleichzeitig lokal anästhesieren

Nachteile der Methode

- Die Methode erfordert viel Erfahrung
- Handhabung der Automaten ist je nach Lokalisation schwierig
- Sehr nasses OP-Feld mit Erhöhung der Spannung auf die Wundränder
- Im Gesicht starkes Aufquellen der Haut (Tumeszenz) – normalisiert sich immer

Exzisionstechnik

Probebiopsie und Shave-Exzision (Horizontalexzision)

Eine Probebiopsie verlangt glatte Schnitte als Voraussetzung für eine gute histopathologische Untersuchung. Es werden 11er Skalpell oder Stanzen verwendet. Im Fall der Stanzbiopsie wird die Haut quer zu den Hautspaltlinien gespannt und dann die Stanze entnommen. Der Defekt legt sich so längsoval in die Spaltlinien. Der Stanzzylinder wird durch Druck von Daumen und Zeigefinger herausgedrückt, mit einer vorher aufgelegten Kompresse gegriffen und nach oben weggezogen. Oder es wird der subkutane Anteil durch Kippen der Stanze auf die Hautoberfläche und Gegendruck eines Fingers abgetrennt (Abb. 4). Die Benutzung von Pinzette und Schere entfällt damit. Eine Naht ist selten notwendig.

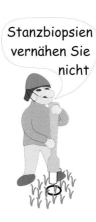

Stanzbiopsien vernähen Sie nicht

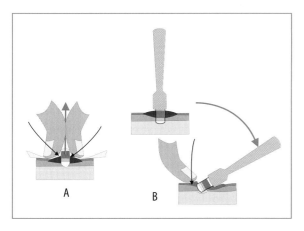

Abb. 4. Stanzbiopsie ohne Pinzette und Schere.

A: Durch Fingerdruck auf die Umgebung mit einer Kompresse wird der Zylinder hochgerückt und nach oben abgerissen.

B: Durch Kippen gegen den Finger wird der Stanzzylinder in der Tiefe abgeschnitten und danach aus der Stanze ausgeblasen.

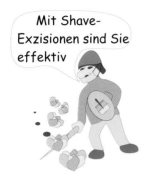

Die so genannte Horizontalexzision oder Shave-Exzision ist dazu eine Alternative. Die Entnahme erfolgt mit einer 10er oder auch 15er Skalpellklinge, mit oder ohne Griff. Durch Druck zweier Finger entsteht eine Hautfalte, in deren Zentrum die Veränderung liegt. Sie wird dann horizontal bis in die Mitte des Koriums mit ca. 1 mm Sicherheitsabstand abgetragen. Alternativ nimmt man eine Nadel oder Wundhäkchen zum Anheben zu Hilfe (Abb. 5). Sehr gut geeignet sind unter Umständen die einem Ringmesser entsprechende Stiefelkürette®. Die Wunde klafft wenig, epithelialisiert rasch, da der unterste Anteil des Koriums mit den Hautadnexen erhalten bleibt. Es resultieren gute ästhetische Ergebnisse, möglicherweise ohne Narbe. Eine Depigmentierung ist häufig, welche natürlicher aussieht als genähte Wunden, eine Narbenhypertrophie selten. Bei Überklebung der Wunde durch das abgetrennte seitliche Klebeteil eines Flies-Pflasters wird eine Blutstillung in der Regel entbehrlich (Abb. 6). Innerhalb weniger Minuten kommt es dadurch zum Blutungsstillstand. Bei starker Blutung ist eine Koagulation mit bipolarer Blutstillung oder Policresulen (Albotyl®) möglich.

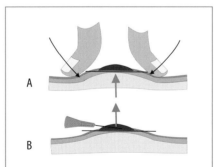

Abb. 5. Shave- bzw. Horizontalexzision.
A: An einer Hautfalte durch Fingerdruck.
B: Durch Anheben mit einer Nadel.

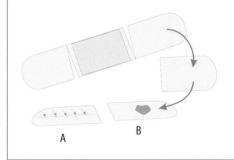

Abb. 6. Wundstrips aus der Klebefläche von Fliespflastern.
A: Zum Schutz von Nähten.
B: Für Wunden: Schutz und Blutstillung.

Die Horizontalexzision ist biologisch mit der CO_2-Laserablation vergleichbar. Letztere lässt keine histologische Untersuchung zu. Melanome verbergen sich auch hinter harmlos erscheinenden Hautveränderungen. Wegen der fehlenden Verbrennung im Korium ist die Wundheilung nach Shave-Exzision besser als nach CO_2-Laserablation.

Die Shave-Exzision ist besonders effektiv bei oberflächlichen Veränderungen wie solaren Keratosen, superfiziellen Basalzellkarzinomen, M. Bowen etc. Bei Verdacht auf Lentigo maligna ist die breitere Shave-Exzision aussagekräftiger als eine Stanzbiopsie. An Stellen mit Verdacht auf Tiefeninvasion muss aber tiefer geschnitten werden oder vorher eine 4 mm Stanze erfolgen, da sonst eine Diagnose mit Dickenbestimmung des Tumors erschwert oder unmöglich wird. Eine Sekundärheilung ist dann trotzdem möglich. Das gilt auch bei anderen Präkanzerosen.

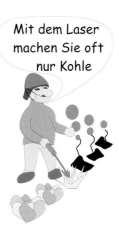

Auch bei kleinen Nävi ist die Horizontalexzision sehr effektiv. Manche Compoundnävi reichen allerdings ins tiefe Korium bzw. die Haaranlagen hinab. Deshalb treten Rezidive etwa dreimal häufiger auf, als nach konventioneller Exzision (übrigens auch nach Laserablation, die bei Nävi aus forensischen Gründen obsolet ist). Nur ein kleiner Teil der histologisch bis an den Absetzungsrand reichenden Nävi rezidivieren. Die Nävusrezidive können histologisch wie Melanome (Pseudomelanome) aussehen. Die Entfernung dieser Rezidive mit einer meist kleinen nochmaligen Shave-Exzision oder ggf. auch Stanze kann späteren Unsicherheiten vorbeugen.

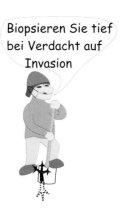

Die Horizontalexzision eignet sich ebenfalls für kleine maligne epitheliale Hauttumoren im Gesicht z. B. auch mit der 7 mm Stiefelkürette. Die komplette Darstellung der Schnittränder ist prinzipiell möglich (siehe 3-D Histologie, S. 47).

Exzisionen

Bei größeren Hautveränderungen wird der natürlichen Form entlang exzidiert – bei Verdacht auf Malignität mit entsprechendem Exzisionsabstand und entsprechender Schnitttiefe. Richtlinien für die Exzision unterschiedlicher benigner und maligner Hauttumoren finden Sie unter Operationsplanung auf Seite 41.

Die beliebte primäre Spindelexzision legt die Richtung des Verschlusses unnötig fest. Sie ist nur bei kleinen Exzisionen sinnvoll. Nach der Mobilisierung der Wundränder kann sich nämlich die Richtung des Defektverschlusses noch verändern, denn sie richtet sich nach der geringsten Spannung und Verziehung. Zudem sind die Narben bei Spindelexzision fast immer länger als nötig. Die nachträglich entfernten „Dogears" sind meist viel kürzer als die geplante Spindel (siehe Defektverschluss, Dehnungsplastik, Seite 53).

Die erwünschte Eversion des Wundrandes wird erleichtert durch einen Hautschnitt im 30–45° Winkel schräg zur Oberfläche. Die Epidermisoberfläche ist damit länger als das untere Korium (siehe Abb. 13 C). Glatte Schnitte sind Voraussetzung für eine gute Narbenbildung.

Eine nachfolgende 3D-Histologie (siehe Seite 47) erfordert vor der Exzision eine Markierung bei „12 Uhr" durch deutlichen Einschnitt oder Faden. Damit kann der Histopathologe bei tumorpositiven Randschnitten deren topografische Lage feststellen und mitteilen.

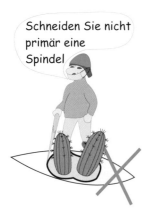

Nahttechnik

Vorgehen bei der Naht

Man unterscheidet Nähte unter Spannung bei Defekten und Nähte ohne Spannung bei Inzisionen. Bei einer Spannung auf den Wundrändern ist es ratsam, immer die erste Naht in der Mitte durchzuführen. Nach der zentralen Naht ist der Defekt bereits überbrückt. Dadurch sind wesentlich weniger Nähte erforderlich, als wenn man in den Wundecken beginnt (Zeitersparnis!). Die Entlastung der Wundränder durch eine zentrale Naht neutralisiert die Spannung auf dem Wundrand und verbessert damit die Narbe. Oft ist dadurch eine Hautlappenplastik oder ein Transplantat vermeidbar. Diese Zugentlastung macht nur mit intrakutanen Einzelknopfnähten Sinn (siehe intrakutane Naht- und Knotentechniken, Seite 26).

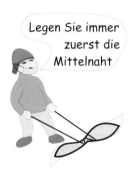

Legen Sie immer zuerst die Mittelnaht

Konventionelle Techniken

Einzelknopfnaht

Das oft übliche flache Einstechen weit vom Wundrand entfernt führt zu hässlichen Quernarben und zum Einstülpen der Wundränder.

Bei richtiger Durchführung dürfen die Finger nicht in den Nadelhalterösen verbleiben, sonst ist der wichtige evertierende Nadeleinstich nicht durchführbar (Abb. 7). Der Nadelhalter darf also nur hinter dem Schloss gehalten werden. Die Stichrichtung führt schräg nach außen vom Wundrand weg in die Tiefe und kommt wieder nah am Wundrand zurück (Abb. 7 B).

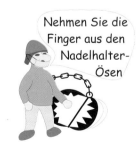

Nehmen Sie die Finger aus den Nadelhalter-Ösen

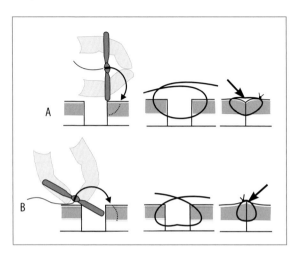

Abb. 7. Einzelknopfnaht.

A: Greifen die Finger wie üblich durch die Ösen des Nadelhalters, wird sie zwangsläufig „schüsselförmig". Hässliche Quernarben und Einstülpung sind die Folge.

B: Nur wenn man den Nadelhalter hinter dem Schloss hält, kann die Stichrichtung richtig (wenig Epidermis, viel Korium) ausgeführt werden.

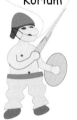

Stechen Sie oben wenig Epidermis, aber unten viel Korium

Dadurch resultiert an der Oberfläche ein oberer kurzer querer Fadenlauf. In der Tiefe wird zur guten Verankerung viel Korium erfasst. Der Wundrand wird durch diese Stichrichtung evertiert. Damit sind bereits mit der konventionellen Einzelknopfnaht sehr gute Narbenergebnisse zu erzielen.

▮ Verdoppelte Einzelknopfnaht (Flaschenzugnaht)

Die Verdoppelung der Einzelknopfnaht (Abb. 8) ergibt einen Flaschenzugeffekt. Dieser ist bei Wundrändern unter Spannung, insbesondere am Skalp, eine wertvolle Hilfe.

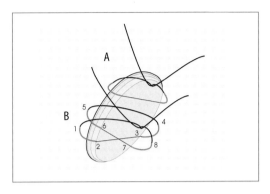

Abb. 8. Verdoppelung der Einzelknopf-naht.

A: Einzelknopfnaht.

B: Verdoppelung mit einer unter dem Korium liegenden Überkreuzung des Fadenlaufes. Flaschenzugeffekt, sehr günstig am Skalp (Zahlen = Stichfolge).

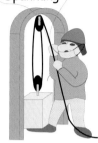

▌ Rückstichnaht

Auch bei der Rückstichnaht sollten Ein- und Ausstiche nah am Wundrand zusammengelegt werden. Diese kleine Modifikation vermeidet die üblichen hässlichen Quernarben (Abb. 9). Beim Fadenzug durchtrennt man von außen den vertikalen Fadenteil unterhalb des Knotens mit einer Klinge.

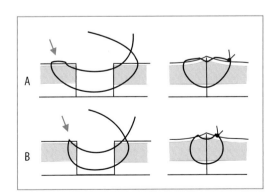

Abb. 9. Rückstichnaht.

A: Üblicherweise resultieren hässliche Quernarben.

B: Die Regel „wenig Epidermis viel Korium" führt zu deutlich besseren Ergebnissen.

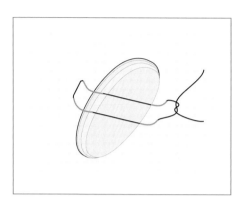

Abb. 10. Matratzennaht.
Sie ist breit verankert, den Wundrand
evertierend.

▌ Matratzennaht

Diese Naht hat eine breite Verankerung und einen evertierenden Effekt auf den Wundrand. Sie ist bei hohen Spannungen von Vorteil (Abb. 10).

Intrakutane Nahttechniken

▌ Vertikale Intrakutannaht mit resorbierbarem Nahtmaterial

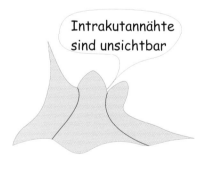

Die vertikale Intrakutannaht ist relativ leicht durchzuführen. Sie entspricht einer Einzelknopfnaht, die auf dem Kopf steht. Als Naht unter Spannung, die bei Hautdefekten häufig auftritt, besitzt sie zwei Nachteile: Sie ist erstens nur schwach im Korium verankert und adaptiert zweitens nur wenig Wundrand. Außerdem stört der obere Fadenlauf beim Knoten (Abb. 11). Die von E. Haneke vorgeschlagene Verdoppelung dieser vertikalen Einzelknopfnaht entspricht einer intrakutanen Flaschenzugnaht (Abb. 12). Der Vorteil dieser Naht ist eine breite Verankerung im Korium. Abbildung 13 zeigt in der oberen Reihe die vertikalen intrakutanen Einzelknopfnähte von oben gesehen und in der unteren Reihe die nun zu besprechende Schmetterlings- und Achternaht.

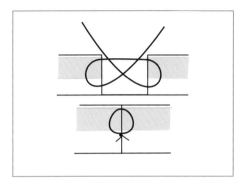

Abb. 11. Schema der vertikalen Intrakutannaht.
Der Knoten liegt unter dem Korium.

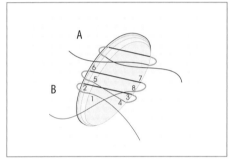

Abb. 12. Verdoppelung der vertikalen
Intrakutannaht.
A: Vertikale Einzelknopfnaht.
B: „In Serie" verdoppelt, ergibt sie die
   Flaschenzugnaht (Zahlen = Stichfolge).

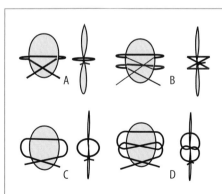

Abb. 13. Nähte von oben dargestellt.
A: Vertikale intrakutane Einzelknopfnaht.
B: Flaschenzugnaht.
C: Schmetterlingsnaht (siehe Seite 28 f).
D: und Achternaht (siehe auch Abb. 14
   und 21).

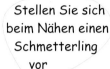

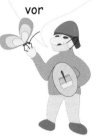

Stellen Sie sich beim Nähen einen Schmetterling vor

Schmetterlingsnaht

Diese vom Autor entwickelte Naht entspricht einer intrakutanen Matratzennaht (siehe Abb. 10), deren Knoten unter dem Korium zu liegen kommt. Der Ausdruck „Schmetterlingsnaht" verdeutlicht die grafische Form der Naht und ist gefälliger als „intrakutane Matratzennaht". Sie ist mit der gesamten Nadellänge fest im Korium verankert und ermöglicht eine breite Adaption des Wundrandes.

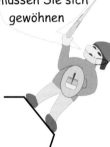

An die drei Dimensionen müssen Sie sich gewöhnen

Die Schmetterlingsnaht liegt schräg im Korium und hat dadurch drei Dimensionen (Abb. 14). An die drei Dimensionen müssen Sie sich gewöhnen.

▌ Geometrie und Bewegungsablauf der Schmetterlingsnaht

1. Veränderte Schnitttechnik bei der Exzision:

▌ Schräge Schnittführung bei der Exzision durch Kippen des Skalpells weg vom Schnitt ca. 30–45°. Oberes Korium ist länger als unteres (siehe Exzisionen, Seite 22). Ausnahme sind Schnitte von Lappenplastiken (s. Abb. 14 C).

2. Einspannen der Nadel im Nadelhalter:

▮ Die Nadel an der Spitze des Nadelhalters in einer 90° Ebene einspannen, ganz am Ende der Nadel. Nur die Verbindungsstelle von Nadel und Faden frei lassen.

▮ Den Nadelhalter wie ein Kugelschreiber oder Schraubendreher benützen. Nicht die Finger in den Ösen lassen. Am besten geeignet ist der „butter-fly" Nadelhalter.

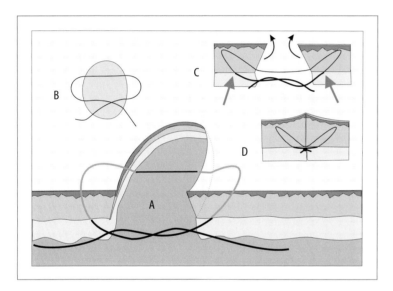

Abb. 14. Geometrie der Schmetterlingsnaht:

A: Sie liegt dreidimensional im Korium. Sie entspricht einer intrakutanen Matratzennaht (siehe Abb. 10).

B: Ansicht von oben wie Abb. 13 C.

C: Wichtig, dass der Ein- und auch der Ausstich weit lateral von der Koriumkante des Defektes liegt. Damit wird der Knoten unter dem Korium platziert.

D: Eine schräg geschnittene Wundkante (C) erleichtert die Eversion des Wundrandes.

3. Ausführung der Schmetterlingsnaht:

▮ Den Nadelhalter von oben projiziert im rechten Winkel zum Wundrand halten (horizontaler Winkel) (Abb. 15).

▮ Den Nadelhalter dabei ca. 30 bis 70° von der Hautoberfläche anheben (vertikaler Winkel).

▮ Die Nadelspitze in der vorgegebenen Ebene im Abstand von mind. 2 mm, wo möglich mehr, neben der Wundkante einstechen (siehe Abb. 14 A, C). Dies ist sehr wichtig, um spätere Knotendurchtritte zu minimieren.

▮ Den Nadelhalter nun auf dem Kreisbogen, den der Nadeldurchmesser vorgibt, drehen, ohne Änderung seiner Achse (Dreh-Schiebebewegung wie die Hand an einem Lenkrad) (Abb. 16).

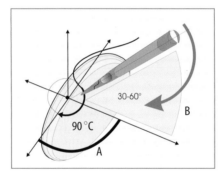

Abb. 15. Drei Dimensionen der Naht mit der speziellen Stellung des Nadelhalters. Es resultiert ein horizontaler und ein vertikaler Winkel.

A: Er wird im rechten Winkel zum Wundrand auf die Hautoberfläche projiziert (horizontaler Winkel) gehalten und

B: ca. 30–70 Grad über die Hautoberfläche angehoben (vertikaler Winkel) (grüner Pfeil: Dreh-Schiebebewegung).

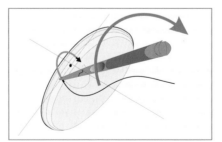

Abb. 16. „Dreh-Schiebebewegung":

Sie führt die Nadel wie von selbst vom unteren Korium in einem Kreisbogen knapp an die Hautoberfläche und zurück an die Koriumunterkante. Sie muss dabei ganz am Ende gefasst sein und die Nadelebene unbedingt einen rechten Winkel zur Nadelhalterachse aufweisen.

▌ Nach Ausführung der Dreh-Schiebebewegung tritt die Nadelspitze unterhalb des Koriums oder an der unteren Koriumkante aus. Erst nach dem Austritt den Nadelhalter kippen, um dann die Nadelspitze mit der Adson Pinzette quer zur Spitze zu fassen und herauszudrehen (Abb. 17).

▌ Auf der gegenüberliegenden Wundrandseite die Nadelführung symmetrisch ausführen. Sehr wichtig ist wiederum ein Ausstich der Nadel im Abstand von mindestens 2 mm ab der Wundkante nach innen. Dies ist durch einen Schwenk des Nadelhalters in Richtung des geplanten Knotens erreichbar (Abb. 18). Damit wird der Knoten unter dem Korium verankert. Dies wirkt einem Knotendurchtritt nach oben entgegen.

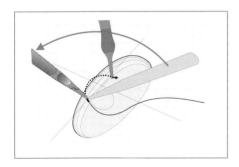

Abb. 17. Kippen des Nadelhalters:

Dies erfolgt erst, wenn die Nadel vollständig „eingedreht" ist, um die Nadelspitze mit der Adson-Pinzette zu greifen. Die Nadel wird mittels einer „Dreh-Ziehbewegung" herausgedreht.

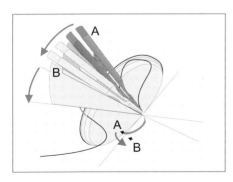

Abb. 18. Gegenseite:

Sie wird in gleicher Weise ausgeführt. Der Nadelaustritt muss allerdings etwas innerhalb vom unteren Wundrand erfolgen. Das wird erreicht, indem der horizontale 90° Winkel zum Wundrand in Richtung Knoten verkleinert wird, von Position A nach B.

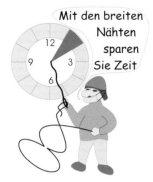

▮ Knoten

Danach erfolgt das Knoten. Ein erster Doppelknoten und 3 weitere einfache Knoten im Wechsel. Fadenenden kurz abschneiden. Zur Adaption und zum Schutz des Wundrandes sind quer gelegte Strips ratsam (siehe Knoten unter Spannung, Seite 35 ff.).

Durch den Fadenlauf der Schmetterlingsnaht ergibt sich ein vorteilhafter evertierender Effekt auf den Wundrand. Ein Auseinanderklaffen des oberen Wundrandes ist mit Wundstrips zu beheben. Die Evertierung bedeutet aber auch eine „Vorspannung" der Wundränder. Die Haut, die über das Hautniveau herausragt, ist sozusagen gewünschter Überschuss und wirkt einer eingezogenen Narbe oder Narbendehiszenz entgegen. Die Oberfläche glättet sich immer. Allerdings sieht diese Vorspannung mit den aufgeworfenen Wundrändern zunächst unästhetisch aus. Dies sollte der Operateur dem Patienten erklären.

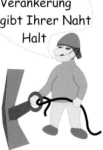

Die breite Adaption erfordert weniger Nähte, was die OP-Zeit verkürzt.

Außerdem ist sie so gut verankert, dass mehr Spannung auf den Wundrändern überbrückt werden kann, ohne dass es verstärkt zur Narbendehiszenz führt.

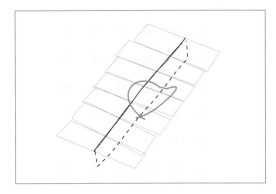

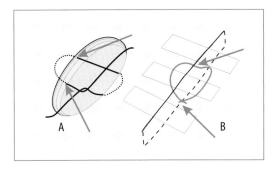

Abb. 19. Fertiggestellte Naht:

Sie zeigt die Dreidimensionalität eines halb geöffneten Schmetterlings. Über die Wundränder sind Strips geklebt.

Abb. 20. Schräge Ausführung der Schmetterlingsnaht:

A: Der Knoten liegt breit unter dem Korium, der gegenüberliegende Fadenlauf knapp unter der Epidermis, ähnlich wie bei der vertikalen Naht aber versetzt.

B: Dies führt zu einer guten Adaption an der oberen Wundkante.

Bei kleinen Defekten genügt oft eine zentrale Schmetterlingsnaht (oder Achternaht s.u.) und zusätzliche Klebestrips (Abb. 19), je nach Länge wenige Nähte mehr. Eine Naht, die einen Übergang darstellt zwischen vertikaler Naht und der Schmetterlingsnaht, ist die schräge, intrakutane Naht (Abb. 20).

Die Achternaht (Abb. 21) ist eine vorteilhafte und effiziente Variation der Schmetterlingsnaht durch die achterförmige Verdoppelung. Man kann sie auch als kurze intrakutane Horizontalnaht interpretieren. Der Vorteil dieser Naht ist die noch breitere Verankerung. Bei kleineren Defekten spart das Zeit, da man nur einmal knoten muss (Abb. 22). Der sich ergebende Flaschenzugeffekt ist günstig bei Wundrändern mit starker Spannung.

Mit dem Flaschenzug überwinden Sie hohe Spannungen

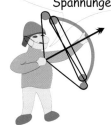

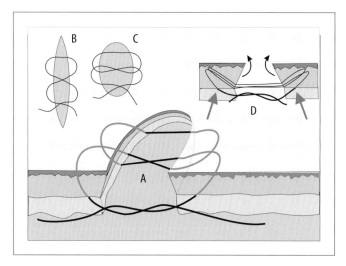

Abb. 21. Schematische Darstellung der Achternaht entsprechend Abb. 14.

A: Sie liegt dreidimensional im Korium.

B: Ansicht von oben: Fadenlauf auseinandergezogen bei geringer Spannung. Nicht zu fest knoten!

C: Fadenlauf ineinandergeschoben entsprechend eines Flaschenzuges bei hoher Spannung.

D: Wichtig sind der Ein- und auch der Ausstich weit lateral von der Koriumkante des Defektes. Damit wird der Knoten unter dem Korium platziert. Eine schräg geschnittene Wundkante erleichtert die Eversion des Wundrandes.

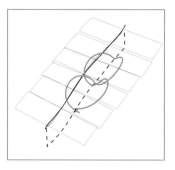

Abb. 22. Fertiggestellte Achternaht.

Die Abbildung veranschaulicht die Achternaht mit Strips (siehe auch Abb. 19).

Knoten unter Spannung

Einige Kniffe erleichtern das Knoten unter Spannung: Bei starker Spannung muss der erste Doppelknoten zunächst durch „Pumpen" so weit angezogen werden, dass die Wundränder dicht adaptiert sind. Pumpen bedeutet langsames Hochziehen des Knotens mit den Fadenenden und rasches Nachziehen nach unten (Abb. 23). Damit der erste Doppelknoten nicht wieder aufspringt, muss immer einer der beiden Fadenenden des Knotens unter Spannung gehalten werden. Erst nach der nächsten Schlinge wird der Knoten zugfest.

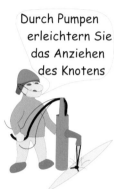

Durch Pumpen erleichtern Sie das Anziehen des Knotens

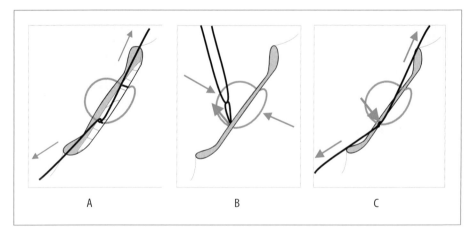

A B C

Abb. 23. Knoten spannen:

A: Anziehen des Knotens wie üblich.

B: Langsames Hochziehen des Knotens mit weiterer Annäherung der Wundränder.

C: Danach sehr rasches impulsartiges Nachziehen nach unten. Bewegung mehrfach wiederholen (Pumpbewegung).

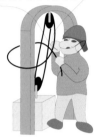

Durch das Knoten unter Spannung erleichtern Sie sich die Arbeit

Die folgenden 6 Abbildungen (Abb. 24) verdeutlichen das Knoten unter Spannung durch den wechselseitigen Zug an je einem Fadenende des ersten Doppelknotens. Damit der Knoten Zeit hat, sich nach der veränderten Zugrichtung anzupassen, muss die Umbelastung langsam erfolgen.

Durch die hohe Spannung ergibt sich ein so genannter „Raffeffekt" auf die Schmetterlings- und insbesondere auf die Achternaht. Sie hat keinerlei nachteiligen Folgen.

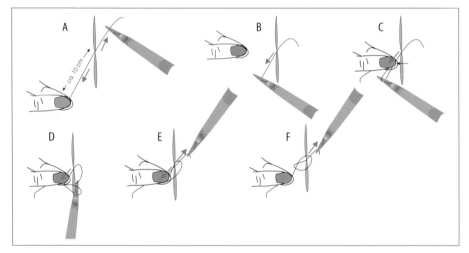

Abb. 24. Knoten unter Spannung (6 Schritte):

A: Nach dem Festziehen des ersten Doppelknotens ca. 10 cm Faden mit Daumen und Zeigefinger unter Spannung halten.

B: Unter Spannung um den Nadelhalter herum mit diesem Fadenstück eine Schlaufe bilden.

C: Danach den Faden nahe am Wundrand ein zweites Mal mit Daumen und Zeigefinger greifen.

D: Wenn beide Fadenanteile fest gehalten sind, Nadelhalter in der Schlaufe locker lassen und mit ihm das Fadenendstück ganz außen fassen und durch die Schlaufe ziehen.

E: Nun das gefasste Fadenende mit dem Nadelhalter unter Spannung setzen. Knoten ggf. nochmals nachziehen.

F: Zum Schluss den Zug nur noch allein am Fadenende aufrecht erhalten und die nun locker gelassene Schlaufe zum Knoten anziehen.

Nahtkombinationen

Diese zentrale intrakutane Einzelknopfnaht kann mit weiteren Schmetterlings-nähten oder auch schräg liegenden Schmetterlingsnähten bis zum vollständi-gen Verschluss ergänzt werden. Die Knoten sollen vom Zentrum weg gesetzt werden. Zusätzlich kann man diese intrakutanen Nähte mit sehr oberflächli-chen und knapp gestochenen konventionellen Einzelknopfnähten kombinieren (Abb. 25). Diese Technik löst im Gesicht die strichförmige Narbe auf. An Rumpf und Extremitäten ergeben sich dadurch keine Vorteile.

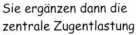

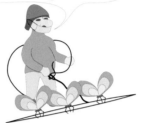

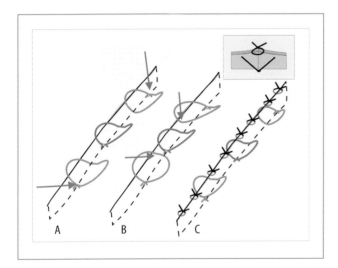

Abb. 25. Verschluss durch zentral entlastende Naht (grün) und weitere Schmetterlingsnähte.

A: Die dezentralen Nähte werden nach außen, weg vom Zentrum geknotet.

B: Der zum Zentrum gerichtete Fadenlauf kann sehr oberflächlich liegen (schräger Schmetterling).

C: Die Kombination mit sehr feinen (6-0, 7-0) oberflächlichen monofilen Einzelknopfnähten ist möglich. Dies kann im Gesicht zu einer „Verwischung" der Narbe führen.

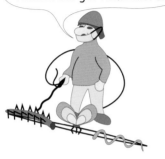

Die zentrale Zugentlastung können Sie gut kombinieren

Die Kombination mit einer fortlaufenden absorbierbaren Naht ist ebenfalls möglich, da die zentrale Spannung bei Defekten entlastet wurde (Abb. 26). Dabei beginnt und endet die fortlaufende Naht mit einer schräg liegenden Schmetterlingsnaht. Am Ende wird der Faden mit sich selbst verknotet. In den mittleren Abschnitten der intrakutanen fortlaufenden Naht kann mäanderförmig sehr eng genäht werden, um eine Restspannung am Wundrand auszugleichen. Ebenfalls finden andere fortlaufende Nahttechniken Verwendung. Immer ist Voraussetzung eine vorher durchgeführte Zugentlastung am Defektrand mit der Schmetterlings- oder Achternaht. Nur so kann die Zusatznaht relativ locker erfolgen, was deutliche Quernarben eher vermeidet. Zudem darf das oberflächliche Nahtmaterial früher entfernt werden, da es nicht unter Spannung steht.

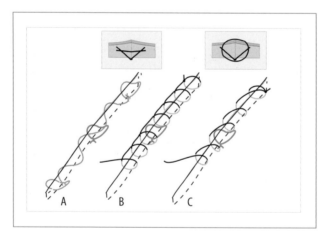

Abb. 26. Kombinationen mit der zentralen zugentlastenden Naht (grün).
A: Mit fortlaufender intrakutaner Naht.
B: Mit fortlaufender extrakutaner, geschlungener Naht.
C: Mit überwendlicher Naht.

▪ Unerwünschte Begleiterscheinungen

Es gibt unerwünschte Nebeneffekte wie bei allen Techniken auch, die Sie kennen müssen. Dies sind der Knotendurchtritt in der Narbe und die lange Persistenz des tastbaren Knotens, bedingt durch die lange Absorptionszeit des Polydioxanons. Beide Begleiteffekte treten unabhängig von richtig durchgeführter intrakutaner Nahttechnik auf. Deshalb sind intrakutane Nähte im Hand- und Fussbereich mit Vorsicht zu benutzen. Die tastbaren Knötchen verschwinden immer von selbst, allerdings manchmal erst nach Monaten. Ein durchtretender Faden kann mit einer feinen Pinzette (z. B. Adson-Pinzette) gefasst und einer 11er Skalpellklinge oder Schere abgeschnitten werden. In der Regel heilt die kleine Wunde folgenlos ab, da der Knoten immer in der Narbe austritt. Das schneller absorbierbare Monocryl® zeigte bei Nähten unter Spannung mehr Dehiszenzen.

Die individuelle Neigung zu hypertrophen Narben und Keloiden wird eher positiv beeinflusst, weil die Reizwirkung auf der Oberfläche gering ist. Wie bei allen anderen Nahttechniken kommen Wund- und Narbendehiszenzen vor, jedoch viel seltener.

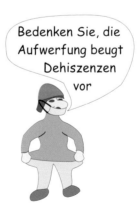

Vor- und Nachteile der Schmetterlings- und Achternaht

Vorteile
▪ Breite Verankerung, weniger Nähte
▪ Überbrückung hoher Wundspannung
▪ Vorspannung mit weniger Narbendehiszenz

Nachteile
▪ Anfangs aufgeworfene Wundränder, die wegen Vorspannung erwünscht sind, vorübergehend unästhetisch aussehen, doch komplett zurückgehen

Operationsplanung

Gutartige Hautveränderungen

Gutartige Hautveränderungen werden in der Regel ohne oder mit sehr geringem Exzisionsabstand an deren Rand entlang exzidiert. In der Tiefe erfolgt der Schnitt je nach Entität mit der betroffenen Hautschicht ggf. auch Muskulatur. Bei flach gebauten Hautveränderungen bis ca. 8 mm Durchmesser, u.a. bei Junktions- oder Compoundnävi, ist eine Shave- oder Horizontalexzision mit Reepithelialisierung aus den Hautanhangsgebilden meist besser (siehe Shave-Exzisionen, Seite 19). Eine flache Exzision an Dermis-Subkutisgrenze bei Veränderungen, die nur das Korium betreffen, bietet eine günstige Voraussetzung für eine Sekundärheilung, falls diese erwünscht ist.

Bei großen Nävi in ungünstiger Lokalisation erfolgen serielle Teilexzisionen in mehreren Sitzungen, wenn nicht spezielle Defektdeckungsverfahren (Lappenplastik, Hauttransplantat oder Expander) günstiger zum Ziel führen. Die Achternaht erlaubt dabei wiederum sehr viel ausgedehntere Teilexzisionen als üblich. Sie kann eine Spannung auf den Wundrändern je nach Hautdicke bis zu 2 kg gefahrlos überbrücken. Die durch die Naht erzeugte starke Spannung wirkt wie ein Expander auf die seitliche gesunde Haut. Dies auch an Arealen, an denen ein Expander nicht implantierbar ist. Die Zugrichtung muss nicht unbedingt den Spaltlinien entsprechen, sondern der Form des Nävus und der Richtung in der sich die Haut am besten dehnen lässt (siehe Dehnungsplastik, Seite 53). Die Teilexzisionen erfolgen bei mittelgroßen Nävi von zentral nach peripher (nicht primär am Rand). Die Nähte sollten weit vom Wundrand

Orientieren Sie sich an der Form der Hautveränderung

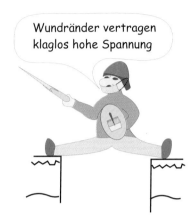

entfernt nahe zum Rand des Nävus platziert werden. Manchmal sind zusätzlich noch wundrandnahe Nähte nötig.

Wegen der bindegewebsschwachen Nävushaut müssen die intrakutanen Nähte im Nävus oft breit durchgreifend eingebracht werden. Damit wird die Spannung auf die gesunde Haut erhöht. Man dehnt vorwiegend diese und nicht den verbliebenen Nävus. Die Nähte verbleiben bis zur nächsten Exzision. Bei Riesennävi sollte man die Verkleinerung an den Rändern beginnen, jedoch zum Gesunden einen Streifen Nävus belassen um nicht gesunde Haut mit Narben zu belasten (Abb. 27). Auch bei Oprationen in Allgemeinanästhesie sollte bei Kindern zusätzlich eine Auto-TLA erfolgen. Das minimiert die Blutung und die postoperativen Schmerzen.

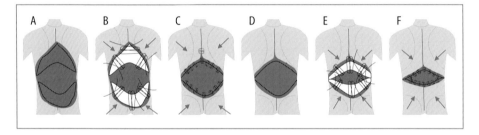

Abb. 27. Achternähte überbrücken erhebliche Spannungen auf den Wundrändern.

A: Bei Serienexzisionen von Nävi haben sie Expandereffekt.

B, C: Man sollte sie entfernt vom Wundrand durchgreifend verankern und möglichst die gesunde Haut dehnen. Nur bei Bedarf am Wundrand eine zweite Nahtreihe.

D, E, F: Zweite Exzisionsserie wie A, B, C.

Verbleibende Reste können durch weitere Exzisionen ggf. auch mit Hilfe von Expandern oder Transplantaten komplett entfernt werden.

Im Säuglingsalter ist der Nävus kleiner und die Haut um ein Vielfaches dehnbarer. Deshalb erleichtert bei kongenitalen Nävi die Frühtherapie ab dem 3.–6. Lebensmonat die Entfernung. Die intrakutanen Nähte müssen nicht entfernt werden, eine Erleichterung für das Kind.

▮ Entzündliche Hautveränderungen

Abszesse, Acne inversa, Sinus pilonidalis, Ulzera unterschiedlicher Genese u. a. sind in der Hautchirurgie zu behandeln. Außer bei akuten Abszessen erfolgt In der Regel eine Exzision klinisch im Gesunden, bei Ulzera zusammen mit der schlecht durchbluteten periulzerösen Fibrose, wenn sie vorhanden ist. Je nach Größe des Eingriffes kann er in Auto-TLA erfolgen. Bei der Acne inversa zeigen sich oft überraschend ausgedehnte Fisteln, die beim Infundieren der Auto-TLA berücksichtigt werden müssen. Der Adrenalinzusatz vermindert die intraoperative Blutung und verbessert die Übersicht, weshalb wir auch bei Allgemeinanästhesie zusätzliche Auto-TLA anwenden.

Präkanzerosen

Präkanzerosen an der Haut sind mit Ausnahme immunsupprimierter Patienten nicht so gefährlich wie manchmal dargestellt wird, da man sie gut beobachten und rechtzeitig intervenieren kann. Selbst der Übergang zum Plattenepithelkarzinom ist harmlos, da ein solches bis 2 mm Dicke praktisch nicht metastasiert.

Bei Präkanzerosen bedeutet die konventionelle Exzision eine Übertherapie. Die Shave-Exzision dagegen ist bei umschriebener solarer Keratose oder Morbus Bowen eine sehr effiziente Therapieoption. Die histologische Untersuchung ist besser möglich als bei einem Abradat. Die Shave-Exzision von Präkanzerosen ist in idealer Weise ein diagnostischer Eingriff mit therapeutischem Ziel in einer Sitzung. Bei der Lentigo maligna genügt eine Shave-Exzision nicht wegen der Invasion entlang der Hautanhangsgebilde in die Tiefe. Mindestens das Korium muss zur Rezidivprophylaxe exzidiert werden.

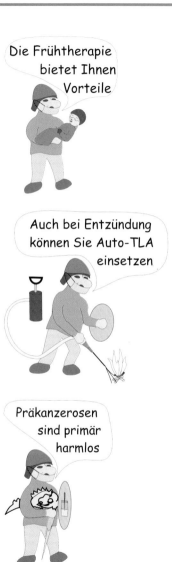

Die Frühtherapie bietet Ihnen Vorteile

Auch bei Entzündung können Sie Auto-TLA einsetzen

Präkanzerosen sind primär harmlos

Malignome

▌ Melanom

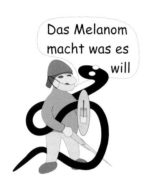

Das Melanom macht was es will

Eine Inzisionsbiopsie oder Exzisionsbiopsie pro diagnosi ist mit kleinem Sicherheitsabstand möglich. Eine kleine Narbe könnte bei eventuell durchzuführender Sentinel-Lymphknoten-Biopsie die Lymphabstromszintigraphie zielgenauer ermöglichen. Bei klinisch sicherer Diagnose kann ein Abstand von 10 mm unnötige Nachoperationen vermeiden. Bei gesicherter Diagnose, erfolgt dann die Nachexzision mit insgesamt 10 oder 20 mm Sicherheitsabstand (SHA) je nach Tumordicke (TD). Im Gesicht sind Exzisionsabstände von 20 mm häufig nicht realisierbar, nach unserer Erfahrung ohne Nachteil für den Patienten. Beim Lentigo maligna-Melanom und akral lentiginösen Melanom genügt ein kleiner Sicherheitsabstand (ca. 3–5 mm) und der Nachweis tumorfreier Schnittränder mittels 3D-Histologie (siehe 3D-Histologie, Seite 47). Beim desmoplastischen Melanom können die teils weitläufigen und tief reichenden kontinuierlich wachsenden subklinischen Anteile mit Immunhistologie nachgewiesen werden. Allerdings sind peripher die Ausläufer oft so feinstrangig, dass sie übersehen werden oder nicht nachweisbar sind, so dass eine Sicherheitsnachresektion über die R0-Resektion hinaus erfolgen muss.

▌ Plattenepithelkarzinom

Metastasierungen sind eher selten. Bei einer Dicke bis 2 mm treten praktisch keine auf, bei einer Dicke von 2 bis 6 mm beträgt die Metastasierungsrate nur 4% und ab 6 mm liegt die Rate bei ca. 20%. In letzteren Fällen ist eine Sentinel-Lymphknoten-Biopsie zu erwägen. Primäre Exzisionsabstände von 2–4 mm reichen aus. An unproblematischer Stelle sind größere Abstände ratsam. Damit vermeidet man zu häufige Nachoperationen. Entsprechend dem klinischen Aspekt des Tumors (Verschieblichkeit, Sonografie etc.) werden auch tiefere Strukturen wie Knorpel oder Muskulatur schon bei der Erstexzision mit entfernt. Eine 3D-Histologie (siehe 3D-Histologie, Seite 47) ist bei kleinen Exzisionsabständen immer notwendig. Insbesondere beim desmoplastischen Typ des Plattenepithelkarzinoms. Allerdings sind peripher die Ausläufer oft so feinstrangig, dass sie übersehen werden oder nicht nachweisbar sind, so dass eine Sicherheitsnachresektion über die R0-Resektion hinaus erfolgen sollte. Bei kleinen Tumoren können enge Stufenschnitte nach der „Brotlaibtechnik" ausreichen.

▌ Basalzellkarzinom

Im Kopf-Halsbereich soll Haut geschont werden, um bessere ästhetische Ergebnisse zu erzielen. Oft ist eine orientierende Erstexzision mit einem minimalen Sicherheitsabstand von 1–2 mm in Kombination mit einer 3-D-Histologie (siehe 3D-Histologie, Seite 47) sinnvoll. Mehr Sicherheitsabstand erhöht die Wahrscheinlichkeit der vollständigen Entfernung schon beim ersten Operationsschritt und vermindert die Anzahl der Nachoperationen. Kleine Basalzellkarzinome (< 5 mm) lassen sich mittels einer Horizontal- oder Shave-Exzision nach Art eines Reverdin-Läppchens bis an den unteren Dermisrand entfernen. Die Defekte heilen sekundär ab. Eine vollständige Histologie der Schnittränder ist auch mit dieser Exzisionstechnik durchführbar und bei aggressiven Typen anzuraten. Superfizielle Basalzellkarzinome kann man sehr flach als Shave-Exzision entfernen. Bei ihnen und kleinen Tumoren können enge Stufenschnitte nach der „Brotlaibtechnik" ausreichen.

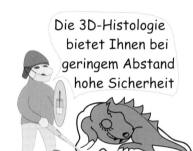

Die 3D-Histologie bietet Ihnen bei geringem Abstand hohe Sicherheit

▌ Andere Malignome

Bei seltenen Tumoren ist das Vorgehen sehr individuell. Auch bei diesen Entitäten hat sich die 3D-Histologie sehr bewährt. Insbesondere beim Dermatofibrosarcoma protuberans. Die Erstexzision sollte mit ca. 10 mm Exzisionsabstand auch beim Merkelzellkarzinom erfolgen, bei dem zusätzlich eine Sentinel-Lymphknoten-Biopsie angezeigt ist.

3D-Histologie

3D-Histologie ist die komplette histologische Beurteilung der dreidimensionalen Exzidatschnittränder mit topografischer Markierung. Eine Liste der Indikationen für die 3D-Histologie zeigt Tabelle 3.

Tabelle 3. Indikationen für 3D-Histologie

▮ Basalzellkarzinome, insbesondere in Risikolokalisationen (zentrofazial und periokulär und periaurikulär), bei Invasion tiefer Strukturen und immer bei Rezidiven
▮ Plattenepithelkarzinome
▮ Lentigo maligna und Lentigo maligna Melanom
▮ Akral lentiginöses Melanom
▮ Desmoplastisches Melanom
▮ Dermatofibrosarcoma protuberans
▮ Merkelzellkarzinom
▮ Mikrozystisches Adnexkarzinom
▮ Extramammärer Morbus Paget
▮ Morbus Bowen (perianal-genital)

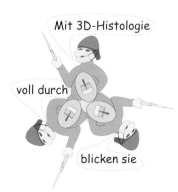

Viele Hauttumoren bilden irreguläre subklinische mikroskopisch feine Ausläufer aus, sowohl horizontal als auch vertikal (Abb. 28).
Sie sind prätherapeutisch auch mit modernen bildgebenden Verfahren nicht erkennbar. Die horizontale Ausdehnung nach lateral hängt ab vom histologischen Typ. Der fibrosierende und desmoplastische Tumortyp infiltriert ausgedehnter. Rezidive haben oft eine ungeahnte Ausdehnung!
In der Abbildung 29 ist die statistische subklinische Ausdehnung für primäre Basalzellkarzinome dargestellt.

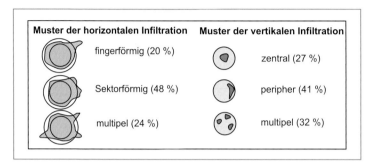

Abb. 28. Muster der Ausbreitung von Basalzellkarzinomen.
Statistische Häufigkeit nach lateral und zur Tiefe.

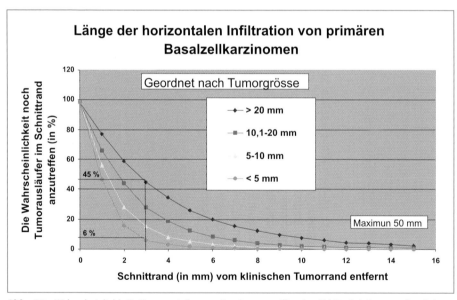

Abb. 29. Wahrscheinlichkeit Tumoranteile am Rand anzutreffen in Abhängigkeit vom Resektions-
abstand und der Tumorgröße (n = 1757).

Die Tiefeninfiltration ist beim Plattenepithelkarzinom ausgeprägter als beim Basalzellkarzinom. Eine horizontale netzartig zusammenhängende subklinische Infiltration Level 1 ist bei der Lentigo maligna bzw. dem Lentigo maligna Melanom und dem akral lentiginösen Melanom vorhanden. SSM und NM breiten sich diskontinuierlich aus. Das desmoplastische Melanom weist ebenfalls eine kontinuierliche Infiltration auf, allerdings mehr in tiefere Hautstrukturen.

Zurückgelassene Tumoranteile führen in einem hohen Prozentsatz zu Rezidiven, manchmal mit schweren Folgen. Die 3D-Histologie kann in Problemlokalisationen (Kopf und distale Extremitäten) eine komplette Resektion (R0-Resektion) mit hoher Sensitivität histologisch sichern. Bei malignen Hauttumoren darf nie aus Gründen der Defektdeckung ein Kompromiss in der Radikalität eingegangen werden! Wenn an topographisch richtiger Stelle solange nachoperiert wird, bis tumorfreie Schnittränder vorliegen, beträgt die Rezidivrate z. B. bei primären Basalzellkarzinomen unter 1%.

Für die Durchführung der 3D-Histologie gibt es unterschiedliche Verfahren. Entscheidend ist die komplette Darstellung der Exzisatränder. Weiterhin sollten gegenüber den konventionellen Stufenschnitten nicht mehr histologische Schnitte zur Beurteilung anfallen. Es genügt am Exzidat eine Markierung oder ein tiefer Einschnitt bei 12 Uhr. Von dort aus werden ca. 2 mm breite Randstreifen abgetrennt und nach festgelegter Regel mit der Außenseite plan nach unten in eine Kassette der histologischen Routineaufarbeitung eingelegt. Die Randstreifen und die Unterseite sind entweder getrennt (Tortentechnik) oder wenn es kleine Präparate sind auch in einer Kassette (Muffintechnik) unterzubringen. Von der Außenseite der Randanteile weren dann im Routineverfahren histologische Schnitte hergestellt. Die Aufarbeitung des Exzisates kann der Operateur selbst noch am OP-Tisch in 1 bis 3 Minuten entsprechend der Anleitung in den Abbildungen durchführen (Abb. 30). Bei kleinen Tumoren ist es manchmal besser, diese zuerst getrennt an der Tumorgrenze herauszuschneiden und danach erst Ränder und Basis (La galette Verfahren). Diese Vorarbeit mit einer Zeichnung auf der Anforderung (siehe Anforderung 3D-Histologie, Seite 47) trägt dazu bei, dass der Untersucher gut informiert ist und der Ope-

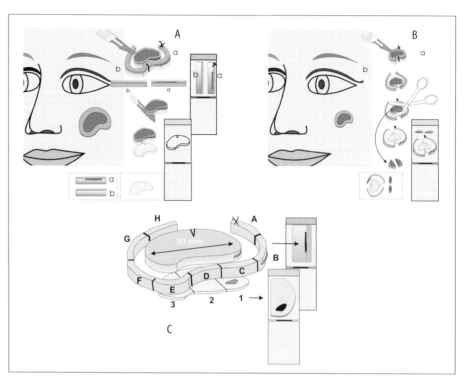

Abb. 30. Komplette Darstellung des dreidimensionalen Schnittrandes.

A: Tortentechnik.

B: Muffintechnik.

C: Aufarbeitung eines großen Exzidates.

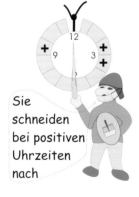

Sie schneiden bei positiven Uhrzeiten nach

rateur den Befund des Histopathologen richtig interpretieren kann. Die Kassetten können in Formalinlösung versandt werden. Bei Schnellfixierung sind die Ergebnisse in 20 Stunden verfügbar, mit Postversand entsprechend länger. Wichtig ist gut präpariertes Tumormaterial, das der Pathologe exakt befunden kann. Bei der Befundübermittlung hat sich die Angabe von Tumor-positiven

Arealen mit Hilfe von „Uhrzeiten" sehr bewährt. Mittels dieser Kommunikation zwischen Operateur und Histopathologe kann das Verfahren ohne langes Training sofort verwirklicht werden (siehe Formular im Anhang S. 93, 94).

Bei richtiger Operationsplanung (mit angepasstem, nicht zu knappem Sicherheitsabstand) muss nur in 20 bis 25% aller Fälle nachoperiert werden. Bei ambulanten Operationen kleiner Tumoren kann durch Sekundärheilung oft ein sehr gutes Ergebnis erzielt werden. Nicht optimale Narben lassen sich später meist mit geringerem Aufwand korrigieren, als er bei primärer Defektdeckung nötig gewesen wäre. Wenn eine komplexe Hautlappenplastik zum Verschluss geplant ist, sollte der Defekt bis zum Nachweis tumorfreier Schnittränder mit temporärem Wundverschluss versorgt werden. Dafür haben sich Wundstrips bzw. bei kleinen Defekten das abgetrennte seitliche Klebeteil eines Hansamed Pflasters bewährt oder eine kleine Polyurethanfolie. Die Einnaht des temporären Verbandes ist nur selten sinnvoll, da sie die Wundränder irritiert und unnötig Zeit und Material kostet. Sind nur noch kleine Tumorreste vorhanden, kann die Nachexzision und der Defektverschluss in derselben Sitzung erfolgen. Falls nach Verschluss immer noch Tumorreste nachweisbar wären, sind gezielte Nachoperationen durchaus möglich. Dabei sind sogar, wenn nötig, Narbenkorrekturen durchführbar.

> Machen Sie keine Umstände beim temporären Wundverschluss

Eine Aufarbeitung in engen Stufenschnitten genügt allenfalls bei kleinen (bis 10 mm) Tumorexzidaten. Sind die Exzidate größer, können die Ausläufer zwischen den Stufen liegen. Zudem erhöht sich der Aufwand für die Herstellung und Befundung gegenüber der 3D-Histologie. Diese hat eine sehr hohe Sensitivität Tumorausläufer nachzuweisen. Damit kann man Haut sparend exzidieren, ohne die Radikalität zu vermindern. Das begünstigt neben hohen Heilungsraten auch ästhetische Ergebnisse, die bei tausenden Patienten von unabhängigen Kollegen mit über 80% gut und sehr gut bewertet wurden. Dazu sind aber die gekonnte Anwendung von Defektverschlussverfahren notwendig (siehe Defektverschluss, Seite 53).

Vor- und Nachteile der 3D-Histologie

Vorteile
▮ Komplette Darstellung der Schnittränder
▮ Hohe Sensitivität subklinische Tumoranteile topografisch nachzuweisen
▮ Wenn erwünscht Minimierung des Exzisionsabstandes. Dadurch geringer Gewebeverlust mit besseren ästhetischen Ergebnissen
▮ Reduktion von Lokalrezidiven
▮ Leichtere Beurteilbarkeit der Ränder durch Histopathologen
▮ Eher falsch positive Randschnitte, besser als falsch negative wie bei der Brotlaibtechnik
Nachteile
▮ Besondere Aufarbeitung des Exzidates
▮ Bei kleinen Exzidaten schwierige Herstellung eines diagnostischen Mittelschnittes (bei kleinen Tumoren ggf. zuerst den Mittelschnitt getrennt exzidieren, dann die Ränder)
▮ Schwierigkeiten bei der kompletten Randdarstellung, wenn die Ränder nicht flach aufliegen

Defektverschluss

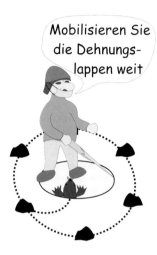

Mobilisieren Sie die Dehnungslappen weit

Dehnungsplastik

Sie ist die häufigste Art des Defektverschlusses und hat drei Vorteile: Sie ist recht einfach, der Zeitaufwand ist gering und sie führt zu guten ästhetischen Ergebnissen. Die ausreichende Mobilisierung der Defektränder ist wichtig. Dehnungslappen sollten beidseits nach lateral jeweils so weit wie der Defektdurchmesser beträgt streng unterhalb der Subkutis mobilisiert werden.

Durch zwei Modifikationen sind diese Vorteile noch zu optimieren:
1. Eine Naht unter Spannung erlaubt größere Distanzen zu überbrücken. Die Haut hält wesentlich viel mehr Spannung aus als man allgemein glaubt (bis zu 2 kg), ohne dass Durchblutungsprobleme am Hautrand auftreten. Diese Erfahrung kann man auch bei der Benutzung von Hautexpandern beobachten.
2. Es wird nicht primär eine Spindel geschnitten, außer bei sehr kleinen Exzisionen (siehe Nahttechnik, Seite 23, Operationsplanung, Seite 41). Zur Defektüberbrückung erfolgt zuerst die zentrale Mittelnaht (siehe Seite 23). Die „Dog-ears" oder Burowdreiecke werden erst nach dem Defektverschluss eher schmal aber großzügig in der Länge exzidiert und den Spaltlinien angepasst. Oft ist keine weitere Naht erforderlich. Es genügen Wundstrips zum Wundverschluss (Wundklebung). Manchmal lassen sich die „Dog-ears" in den zentralen Defekt transplantieren, wenn er nicht ganz geschlossen ist. Durch die Schmetterlings- und Achternaht, die hohe Spannungen überwinden können, werden oftmals Lappenplastiken und Transplantate vermieden. Das verkürzt die Operationsdauer und führt zu kleineren Narben.

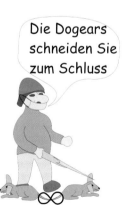

Die Dogears schneiden Sie zum Schluss

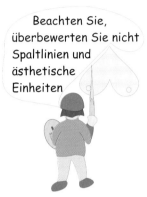

Beachten Sie, überbewerten Sie nicht Spaltlinien und ästhetische Einheiten

Im Gesicht muss die Nahtlinie beim Verschluss mit den Spaltlinien zwar nicht identisch, aber diesen angepasst sein. Die zentralen ästhetischen Einheiten spielen eine eher untergeordnete Rolle (Abb. 31).

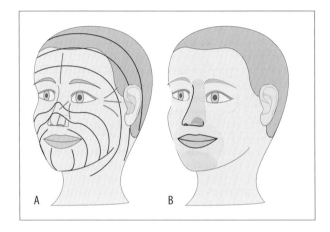

Abb. 31. Linien des Gesichtes zum Defektverschluss.

A: Spaltlinien des Kopfes sind nur Orientierung. Grün dargestellt sind relevante mimische Linien.

B: Ästhetische Einheiten im zentralen Gesichtsbereich sind von relativer Bedeutung. Dennoch sind sie eine Hilfe zur ästhetisch korrekten Wiederherstellung.

Die Spannung darf die Weichteile in horizontaler Richtung (zur Seite) maßvoll verziehen, sie bilden sich in der Regel zurück. Eine Verziehung in vertikaler Richtung (nach oben oder unten) wird nicht gut toleriert.

Einige Beispiele von Dehnungsplastiken im Gesicht zeigt Abbildung 32.

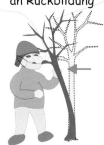

Glauben Sie bei horizontaler Verziehung an Rückbildung

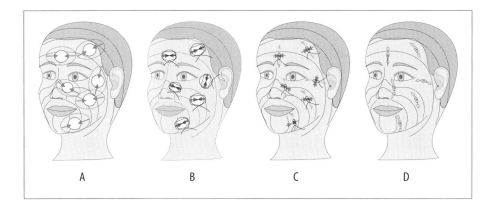

Abb. 32. Dehnungsplastiken im Gesicht.

A: Nur das Notwendige exzidieren. Weitläufig den Rand unterminieren.

B: Den Defekt entsprechend der geringsten Spannung zentral verschließen. Laterale Verziehungen gehen zurück, vertikale muss man vermeiden.

C: Sekundär die „Dog-ears" in die Richtung der Spaltlinien legen.

D: Oft sind mit der Achternaht aufwändigere Defektverschlüsse vermeidbar.

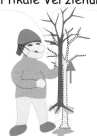

Vermeiden Sie im Gesicht einseitige vertikale Verziehung

Am Rumpf und an den Extremitäten gilt für die Spaltlinien Ähnliches (Abb. 33). Oftmals gelingt eine Dehnungsplastik besser, wenn sie im Winkel zu den Spaltlinien verläuft. Dabei ist aber auf eine spannungsfreie Lagerung des Patienten zu achten, indem z. B. nicht die Arme herunterhängen und die Rückenhaut anspannen. Die geringste Spannung auf den Wundrändern ist wichtiger als die Richtung der Spaltlinien (Abb. 34).

Mit Hilfe der Achternaht können sehr große Spannungen auf den Wundrändern mit einer Dehnungsplastik gut überbrückt werden. Die damit verbundene Hautdehnung (Expandereffekt) führt oft zu sehr guten Ergebnissen (siehe Abb. 27) (siehe Nävusexzisionen, Seite 41).

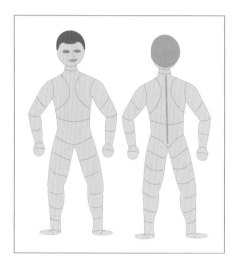

Abb. 33. Spaltlinien des Rumpfes und der Extremitäten.

Sie liegen meist senkrecht zur Zugrichtung der darunter liegenden Muskeln und sind von relativer Bedeutung. Eine Orientierung an ihnen kann das ästhetische Ergebnis verbessern.

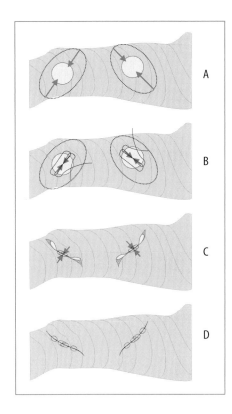

Abb. 34. Dehnungsplastiken an Rumpf und Extremitäten.

A: Nur das Notwendige exzidieren. Weitläufig den Rand unterminieren.

B: Den Defekt entsprechend der geringsten Spannung ohne Beachtung der Spaltlinien zentral verschließen.

C: Sekundär die „Dog-ears" in die Richtung der Spaltlinien legen.

D: Oft sind mit der Achternaht aufwändigere Defektverschlüsse vermeidbar.

Eine besondere Form der Dehnungsplastik stellt die Bauchnabelrekonstruktion nach Tumorresektion dar. Es werden an der zukünftigen Nabelposition an der Exzisionslinie zwei gegenüberliegende trapezförmige Hautlappen umschnitten. Aus diesen kann der neue Nabelschlauch rekonstruiert werden, der an der Linea alba tief fixiert wird (Abb. 35).

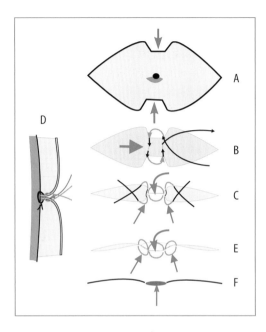

Abb. 35. Wiederherstellung des Bauch-
nabels nach Tumorresektion.

A: Resektionslinie um den Bauchnabel.
Zwei trapezförmige Hautlappen blei-
ben stehen (Länge je nach Subkutis).

B: Verankerung der beiden Hautlappen an
der Faszie mit intrakutaner Naht, die
durch die Faszie eingestochen wird.

C: Seitliche Nähte zur Bildung des Nabelschlauches.

D: Seitenansicht dieser Verankerung.

E: Weitere Nähte seitlich zur Bildung des
Nabelschlauches, je nach Dicke der
Subkutis.

F: Fertige Rekonstruktion.

Vollhauttransplantat

An den distalen Extremitäten ist bei großen Defekten ein Transplantat oftmals
die einzige Verschlussmöglichkeit. Das günstigste Entnahmeareal ist die Leis-
tenregion (*Cave*: Schamhaare). Das Transplantat wird nur in vier Quadranten
mit Einzelknopfnähten fixiert und anschließend mit fortlaufender Naht völlig
eingepasst. Langfäden sind nicht notwendig (siehe Abb. 36). Eine oder mehrere Öffnungen im Transplantat zum Blut- und Sekretabfluss verbessern den
Kontakt zur Wundfläche. Über der Fettgaze und den Kompressen ist ein zirkulärer elastischer Verband zum Druckaufbau ausreichend.

Im Gesicht sollten Vollhauttransplantate mit Zurückhaltung verwendet werden (Schrumpfungsneigung/Niveau- und Farbunterschied). Die ästhetischen
Einheiten zu berücksichtigen bringt bei Vollhauttransplantaten Vorteile.

Sie können Vollhaut
fortlaufend einnähen

Bei kleinen Arealen ist die präaurikuläre Region ein sehr günstiges Entnahmeareal bezüglich Farbe, Dicke und Textur (*Cave*: Barthaare), für die Nasenspitze ggf. auch die Nasolabialfalte. Für größere Transplantate eignet sich der laterale Hals als gute Spenderregion. Im Kopfbereich wird anschließend ein Druckpolster je nach Größe aus Präpariertupfern oder Fettgaze, Kompressenmaterial bzw. Schaumstoff verwendet, fixiert mit einer Kreuznaht, die keinerlei Narben hinterlässt (Abb. 36, 37).

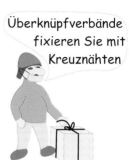

Überknüpfverbände fixieren Sie mit Kreuznähten

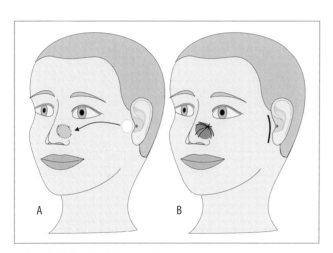

Abb. 36. Vollhaut mit Druckpolster.

A: Vollhauttransplantat mit fortlaufender Naht.

B: Aufsicht auf das mit einer Kreuznaht in der Umgebungshaut befestigte Druckpolster.

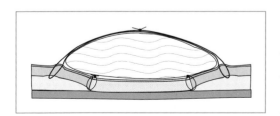

Abb. 37. Druckpolster im Schnittbild.

Grün das Transplantat, seitlich davon die Verankerungen des Druckpolsters. Die Einstiche der fixierenden Naht hinterlassen keine Narben.

▮ Composit graft

Das Composit graft, die Kombination von Haut und Knorpel, ist am Nasenflügel in begrenzter Größe anwendbar. Bezüglich des Nasenflügelersatzes hat der obere Helixansatz als Entnahmeort die besten Kontureigenschaften. Die Naht erfolgt passgenau mit sehr feinen 7-0 Einzelknopfnähten ohne Druckverband. Der Spenderdefekt muss meist mit einer kleinen Schwenklappenplastik von präaurikulär versorgt werden. Entnahmen aus der mittleren Helixkante benötigen ebenfalls eine aufwändige Rekonstruktion (siehe Abb. 66).

Spalthauttransplantat

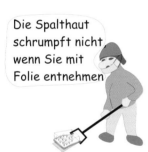

Die Spalthaut schrumpft nicht, wenn Sie mit Folie entnehmen

Ein Spalthauttransplantat heilt besser ein als Vollhaut, ist jedoch ästhetisch schlechter. Dennoch ist es vielseitig einsetzbar, insbesondere bei sehr großen Defekten. Auch an Stirn, Schläfe und bei Glatze ist es günstig. Entnahmeareal ist in der Regel der laterale Oberschenkel. Das Entnahmeareal wird gut entfettet und eine Operationsfolie aufgeklebt. Die Spalthaut wird zusammen mit der Folie mit einer Dicke von 0,3 mm entnommen (Abb. 38). Diese hält die Spalthaut nach der Entnahme in Form. Durch die Stabilisierung des Transplantates mittels der Folie ist am Empfängerareal eine Naht meist nicht notwendig, allenfalls wenige Situationsnähte oder Klammern zur Fixierung. Die Spalthaut wird an einigen Stellen zum Blut- und Sekretabfluss geschlitzt und mit Wundstrips fixiert. Ein zirkulärer elastischer Verband ist zum Druckaufbau an der Kalotte und den Extremitäten ausreichend. Ansonsten bringt man ein Druckpolster wie bei der Vollhauttransplantation an (siehe Abb. 36, 37). Bei infiziertem Wundgrund sollte man mit guter Sekretabflussmöglichkeit ohne Folie ggf. auch mesh-graft transplantieren.

Zur Versorgung der Entnahmestelle wird eine Operationsfolie mit ihrer Klebeseite nicht auf die Wunde, sondern auf die Kompresse aufgebracht und mit Schlitzen für den Blut- und Sekretaustritt versehen und so nicht haftend aufgebracht. Auch Hydrokolloidverbände sind gut anwendbar.

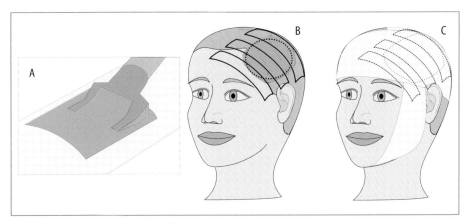

Abb. 38. Spalthautentnahme mit Folie.

A: Entnahme einer Spalthaut mit Folie (grün), sie schrumpft nicht.

B: Die Spalthaut mit Folie wird bündig oder mit geringem Überschuss auf den Defekt aufgebracht und nur mit Strips oder wenigen Nähten bzw. Klammern fixiert.

C: An der Kalotte und Extremitäten genügt ein gut sitzender Druckverband, alternativ ein Druckpolster (siehe Abb. 33).

Sekundärheilung

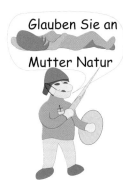

Eine Sekundärheilung sozusagen Heilung durch Mutter Natur, führt oft zu erstaunlich guten Ergebnissen. Die Wundpflege gestaltet sich in der Regel unproblematisch: zwei mal täglich Reinigung – duschen ist erwünscht – danach alkoholische Desinfektion und anschließend feuchte Wundbehandlung mit Salben ohne Wirkstoffe mit oder ohne Schutzverband. Sekundärheilungen überraschen oft mit ästhetisch sehr befriedigenden bis sehr guten Ergebnissen. Es können z. B. perianal/perigenital Wunden mit über 250 mm Durchmesser nach Exzision einer Acne inversa mit sehr guten funktionellen Ergebnissen sekundär heilen. Ebenfalls auch axillär. Gegebenenfalls kann nach einer Sekundärheilung eine Korrektur-Operation durchgeführt werden. Die Korrektur ist oft wesentlich leichter als eine primäre Defektdeckung.

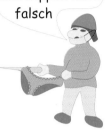

Schneiden Sie den Lappen nicht falsch

sonst haben Sie Probleme

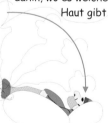

Ziehen Sie den Schnitt für den Hautlappen dahin, wo es weiche Haut gibt

Lappenplastik

In der Praxis wichtig sind die Verschiebe-, die Rotations- und die Schwenklappenplastik und als Modifikation der Letzteren die Stiellappenplastik. Einen Sonderfall stellt der Kipplappen dar.

Generell gilt:

▮ Ein falsch geschnittener Lappen ist schlechter als keiner. Bei Unsicherheit ist ein Transplantat oder die Sekundärheilung besser.

▮ Auch eine Lappenplastik ist nicht ohne Spannung auf den Wundrändern, sie wird nur geschickt entlang den Wundrändern verteilt. Bei allseits spannungsfreiem Verschluss muss man sich fragen, ob eine Lappenplastik in der Form und Größe nötig war. Um die Spannung zu überbrücken, leisten intrakutane Einzelknopfnähte, vor allem mit Flaschenzugeffekt, gute Dienste. Auch hier gilt, dass die Spannung am Wundrand höher sein darf als allgemein angenommen. Anders als bei der Dehnungsplastik beeinträchtigt eine zu hohe Spannung die Lappendurchblutung. Letztere erfolgt in aller Regel durch ein Gefäßnetz des unteren dermalen Plexus ("Random-Pattern"), wenn nicht eine definierte Arterie vorhanden ist.

▮ Das Material der Lappenplastiken wird vom benachbarten Hautareal geholt, wo es genügend Platz gibt und wo die Haut nachgiebig ist. Das heißt der Schnitt wird dahin geführt, wo die Haut weich und verschieblich ist. Die Spaltlinien (siehe auch Abb. 31 A) sind bei der Schnittführung zu berücksichtigen. Dennoch liegen die Nahtlinien von Lappenplastiken aus geometrischen Gründen niemals vollständig in den Spaltlinien oder zentralen ästhetischen Einheiten (Abb. 31 B). Letztere sind nur in besonderen Fällen von Bedeutung (siehe Dehnungsplastik, Seite 53, Vollhauttransplantate, Seite 58).

▮ Lappenplastiken müssen immer großzügig geplant und streng unter der Subkutis präpariert werden, nicht im Baufett wegen der Gefahr der Läsion motorischer Nerven. Der Lappen darf durch seine Aufhängung nicht einseitig Nasenflügel, Augenbraue, Lippe oder Lider nach oben bzw. nach unten verziehen. Dagegen bilden sich wie oben erwähnt maßvolle laterale Verziehungen der gesamten zentralen Einheiten des Gesichts auf Dauer wieder zurück (siehe Dehnungsplastik, Seite 53).

Geometrie der Lappenplastiken

▮ Verschiebelappen- und Dehnungslappenplastik (U- oder H-Lappenplastik)
▮ Rotationslappenplastik
▮ Schwenklappen- und Stiellappenplastik
▮ subkutan gestielte V-Y Plastik, Gleitlappen
▮ Kipplappenplastik
▮ Z-Plastik, Broken-line, W-Plastik

Es gibt eine große Zahl unterschiedlichster Lappenplastiken mit vielen Eigennamen, die oft nur historische Bedeutung haben. Aus didaktischen Gründen wird hier eine klare Systematik nach geometrischer Klassifikation bevorzugt. Wichtig ist es einige wenige Lappenplastiken mit dem geringsten Aufwand und dem größten Nutzen gut zu kennen. Man bedenke, dass viele Tumorpatienten betagt sind und eine schnelle funktionelle Wiederherstellung wichtiger ist als die Ästhetik.

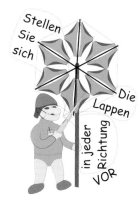

Die folgenden Beispiele erheben keinen Anspruch auf Vollständigkeit. Es soll vielmehr gezeigt werden, dass man mit wenigen Prinzipien auskommen kann, wenn sie phantasievoll variiert werden.

▮ **Verschiebe- und Dehnungslappenplastiken** (Advancement flap) (Abb. 39)
Der Verschiebelappen und auch der so genannte U-Lappen ist eine modifizierte Dehnungsplastik, welche die Spannung geradlinig in eine „Spenderregion" verlagert. Er hat keinen Drehpunkt. Das Burowdreieck oder „Dog-ear" wird in eine Region nachgiebigerer Haut verlagert. Der Dehnungsgewinn ist begrenzt.

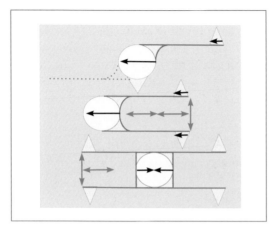

Abb. 39. Geometrie der Dehnungslappenplastiken.

Der Gewebegewinn nach lateral ist
begrenzt.

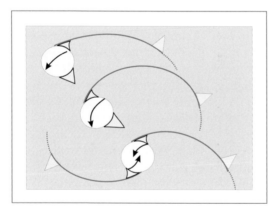

Abb. 40. Geometrie der Rotationslappenplastiken.

Den Bogen weit und lang schneiden.
So planen, dass der Bogen bei Bedarf
verlängert werden kann. Dadurch ist
diese Plastik sehr variabel und sicher.

▪ **Rotationslappenplastiken** (Rotation flap) (Abb. 40)
Die Rotationslappenplastik hat einen Drehpunkt und einen Radius entsprechend des gewählten Kreisdurchmessers. Der Kreisbogenschnitt ist 3–4-mal
länger als der Defektdurchmesser. Er kann bei guter Planung noch verlängert

werden. Der Lappen hat einen guten Dehnungsgewinn, weil die Spannung auf lange Strecken verlagert werden kann. Er ist daher sehr flexibel und am ehesten zu empfehlen.

Regel: Der Defekt wird meist als erstes zentral überbrückt, danach wird die Spannung am Lappenverlauf verteilt. In einigen Fällen jedoch ist es nützlich, den Rotationslappen zuerst am Kreisbogen so aufzuhängen, dass die Lappenspitze locker den Defekt überbrückt.

▪ **Schwenklappenplastiken** (Transposition flap) (Abb. 41)
Der Schwenklappen hat seinen Drehpunkt am Ansatz des Lappens und wird über ein intaktes Hautareal geklappt. Er muss mindestens 3/4 des Defektdurchmessers breit sein. Die Länge richtet sich nach den Gegebenheiten (lieber länger als zu kurz, lieber breiter als zu schmal!). Die Lappenlänge sollte das 2,5fache der Basis nicht überschreiten, außer bei Lappen mit definierten Gefäßen. Ein falsch geschnittener Schwenklappen macht Probleme, da er nicht nachkorrigiert werden kann.

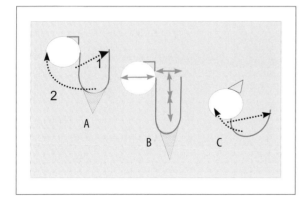

Abb. 41. Geometrie des Transpositionslappens.

A: Schwenkbewegung.

B: Den Lappen lang und breit genug einplanen. Länge zu Breite 1:2,5. Eine Korrektur ist nicht mehr möglich. Die Geometrie des Stiellappens ist ähnlich. Bei definiertem Gefäß kann der Lappen deutlich verlängert werden.

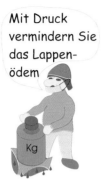

Mit Druck
vermindern Sie
das Lappen-
ödem

Regel: Der Hebedefekt wird immer zuerst verschlossen, dann erst wird der Lappen eingepasst. Wichtig ist, den Lappen subkutan stark auszudünnen (*Cave:* subkutaner Plexus), da der Schwenklappen zur Schwellung neigt. Ein Druckpolster wie bei der Vollhauttransplantation wirkt einer Schwellung entgegen (siehe Abb. 33, 34).

Die Stiellappenplastik ist eine Erweiterung der Schwenklappenplastik. Es wird ein Hautareal überbrückt. Bei definiertem Gefäß (dopplersonografisch zu finden) kann der Lappen lang und schmal gestielt sein. Der Stiel muss nicht mit Spalthaut versorgt werden und wird meist sekundär reseziert.

▮ Die **V-Y-Plastik** bzw. der **Gleitlappen** ist nur von begrenztem Wert. Sie ist nicht sehr variabel, erfordert mehr Nähte, führt oft zu unschönen Narben und neigt zur Schwellung.

▮ Die Kipplappenplastik wird von außen nach innen gekappt und leistet bei allschichtigen Defekten an der Nase zur Innenauskleidung der vorderen Nase gute Dienste.

▮ Die **Z-Plastik** ist eine Art doppelter Schwenklappen und wird fast ausschließlich zur Narbenkorrektur benötigt. Die **Broken-line** und **W-Plastik** versuchen eine gerade Narbe durch unregelmäßig exzidierte Ränder in eine unregelmäßige umzuwandeln.

Im Folgenden finden Sie für unterschiedliche Lokalisationen beispielhafte Variationen von Lappenplastiken.

▌ **Defekte am lateralen Nasenflügelbereich** (Abb. 42–44)

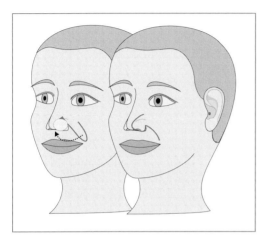

Abb. 42. Schwenklappen zum Nasenflügelersatz. Gut ausdünnen, da er zur Schwellung neigt. Ggf. Überknüpfverband zur Konturbildung.

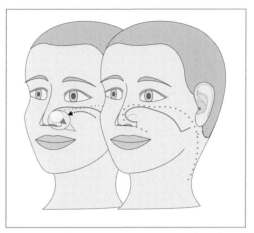

Abb. 44. Rotationslappen zum Ersatz von lateralen Defekten des Nasenflügels, Wange und Oberlippe.

———— kleiner Defekt, ⋯⋯ großer Defekt.

Vorteil: Einzeitig.

Nachteil: Verwischung der ästhetischen Einheit des lateralen Nasenflügels, ggf. spätere Wiederherstellung, falls gewünscht. Die Alternative sind aufwändige kombinierte Plastiken (z. B. Stiel- mit Rotationsplastik).

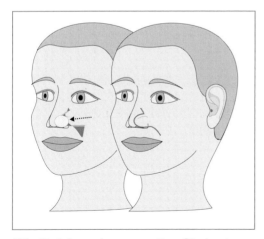

Abb. 43. Dehnungslappen zum Nasenflügelersatz.

▌ Defekte an der Nasenspitze (Abb. 45–48)

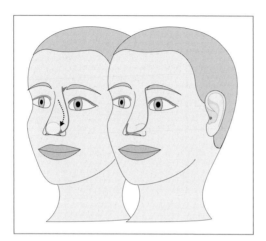

Abb. 45. Rotationsplastik an der Nasenspitze. Einseitigen Hochzug am Nasenflügel vermeiden.

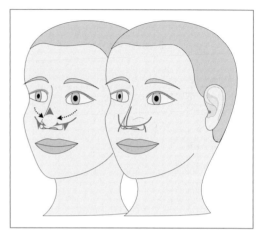

Abb. 47. Gegenläufiger Rotationslappen an der Nasenspitze. Bei längsovalen Defekten günstig.

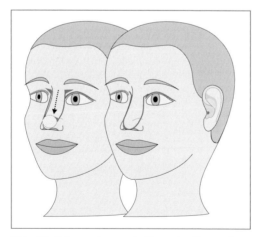

Abb. 46. Dehnungslappenplastik an der Nasenspitze. Meist resultiert eine gewisse „Stupsnase", bei älteren Menschen vorteilhaft.

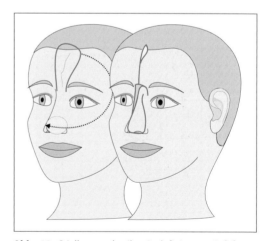

Abb. 48. Stiellappenplastik mit definiertem Gefäß. Zum Nasenspitzenersatz oder größeren Nasenflügeldefekten. Sehr variabel und sicher, jedoch mehrzeitig. Restdefekte an der Stirn heilen gut sekundär.

▪ **Defekte am mittleren Nasenrücken** (Abb. 49–51)

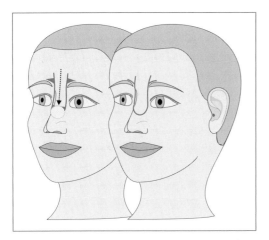

Abb. 49. Frontaler Dehnungslappen am Nasenrücken.

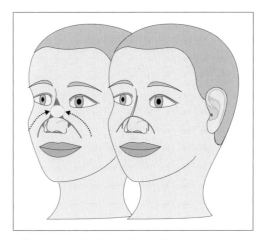

Abb. 51. Gegenläufiger Dehnungslappen am Nasenrücken.

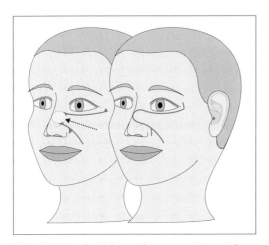

Abb. 50. Lateraler Dehnungslappen am Nasenrücken.

▌ **Defekte am medialen Augenwinkel und Glabella** (Abb. 52–54)

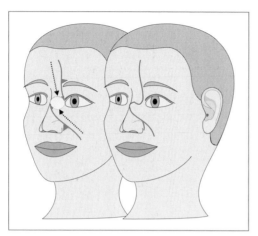

Abb. 52. Gegenläufiger Rotationslappen am Augenwinkel. Nicht primär beide Lappen schneiden. Zuerst prüfen, ob ein einfacher Lappen schon ausreicht.

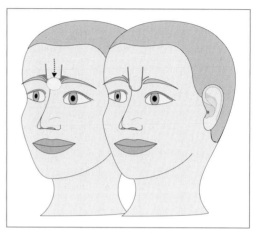

Abb. 54. Dehnungslappen am Nasenansatz.

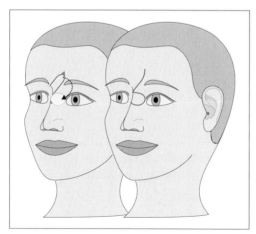

Abb. 53. Schwenklappen am Augenwinkel. Gut ausdünnen, da er zur Schwellung neigt. Ggf. mit Überknüpfverband.

▪ Defekte an der Oberlippe (Abb. 55–57)

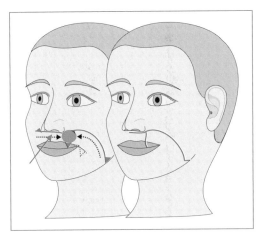

Abb. 55. Rotationsplastik an der Oberlippe.
Bei kleinen Defekten liegt der Schnitt in der Nasolabialfalte, bei größeren Defekten muss der Bogen
zur Wange erweitert werden.

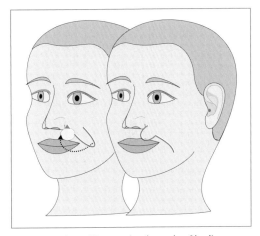

Abb. 57. Schwenklappenplastik an der Oberlippe.
Gut ausdünnen, da er zur Schwellung neigt.

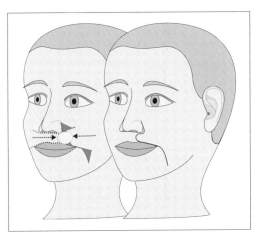

Abb. 56. Dehnungslappenplastik an der Oberlippe.

▌ **Defekte an der Unterlippe** (Abb. 58–60)

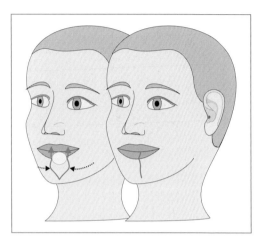

Abb. 58. Keilexzision an der Unterlippe.
Nicht V-förmig sondern mit Ausbuchtung (Pfeil). Beim
Verschluss verlängert sich die Strecke nach oben.

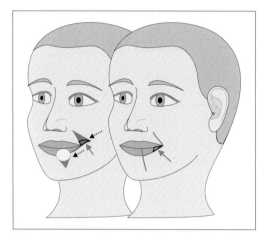

Abb. 60. Dehnungslappenplastik an der Unterlippe mit
Mundwinkelerweiterung.
Das Burowdreieck wird bis zur Schleimhaut exzidiert (N.
facialis schonen). Aus der Mundschleimhaut wird ein
Lappen zur Rekonstruktion des Unterlippenrotes gebildet.
Es gibt weitere komplexe Rekonstruktionen, z. B. gefäß-
gestielte Schwenklappen u. a., auf die hier nicht einge-
gangen wird.

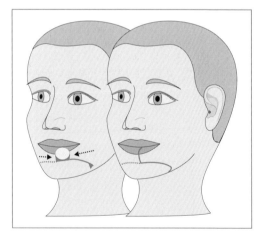

Abb. 59. Dehnungslappenplastik an der Unterlippe.
Sie ist auch beidseits möglich. Eleganter und
einfacher als die so genannte Treppenplastik.

▮ Weitere Möglichkeiten von Lappenplastiken (Abb. 61–65)

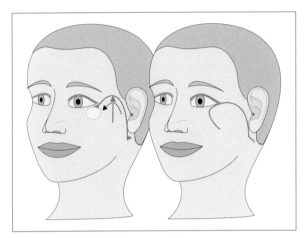

Abb. 61. Rotationsplastik am Unterlid.
Notwendig ist eine Schnittführung weit nach kranial (Pfeil),
um ein Ektropium zu vermeiden.

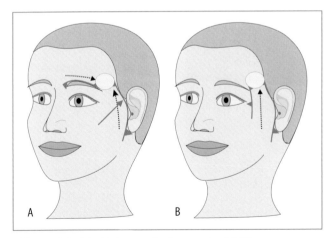

Abb. 62. Beispiele für Lappenplastiken an der Schläfe.
A: Rotationslappenplastik einseitig oder gegenläufig.
B: Dehnungslappenplastik (siehe Abb. 49).

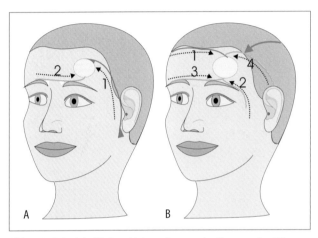

Abb. 63. Beispiele für kombinierte Lappenplastiken an der Stirn.
A: Rotationsplastik, 1. einfach von Schläfe, 2. einfach von der Stirn
über den Augenbrauen, 1+2 gegenläufige Rotationslappenplastik.
B: Weitere zusätzliche Kombinationen.
   1. Einfach von der Stirnhaargrenze.
   2. Einfach vom lateralen Augenwinkel/Schläfe.
   3. Wie Abb. A 2.
   1+3. U-Lappenplastik von der Stirn.
   2+4. U-Lappenplastik von der Schläfe.
   1+2. Gegenläufig.

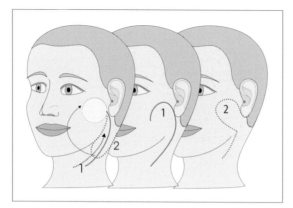

Abb. 64. Zwei übereinanderliegende Beispiele (Test für Vorstellungsvermögen).

Für Defektdeckungen an der Wange oder präaurikulär. Bei längsovalen Defekten kann der Schwenklappen günstiger sein.
1. Rotationslappenplastik.
2. Schwenklappenplastik.

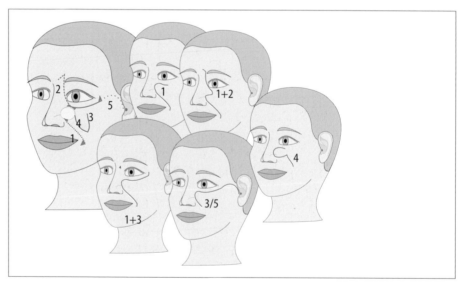

Abb. 65. Mehrere übereinanderliegende Beispiele. Insgesamt ergeben sich für den Defekt 5 Lösungsmöglichkeiten. 1. Dehnungs-(Rotations-)lappenplastik von der Nasolabialfalte; 2. Dehnungs-(Rotations-)lappenplastik von der Nasenseite/Glabella; 3. Rotationslappenplastik von der Wange; 4. Schwenklappen von der Wange; 5. wie 3 jedoch länger bei größeren Defekten; 1+2. gegenläufiger Rotationslappen; 1+3 Kombinierter Dehnungs-(U)lappen von der Wange.

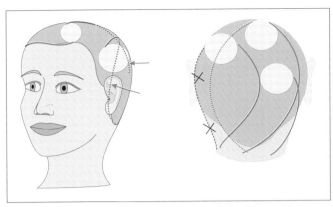

Abb. 66. Mehrere Beispiele von Rotationslappenplastiken am Skalp.
Sie sind manchmal auch gegenläufig sinnvoll. Sie müssen weitläufig geplant werden. Vielfachlappen sind aufwändig und bei guter Planung unnötig. Schwenklappenplastiken sind nur im Nacken anwendbar.

Am Skalp sind – außer Dehnungsplastiken und Transplantaten – nur Rotationslappenplastiken sinnvoll (Abb. 66). Ausnahme ist der Nacken. Dort sind auch Schwenklappenplastiken möglich.

Ein Sonderfall ist das **Ohr.** An der Vorder- und Rückseite führen Transplantate zu sehr guten Ergebnissen, auch wenn der Knorpel entfernt werden musste. Die Stabilität bleibt fast immer erhalten. Bei kleinen Defekten sind Spalthauttransplantate mit einer 21er Klinge an der Oberarminnenseite, ggf. auch mit Folie zu entnehmen (Folie am Transplantatrand vorher einritzen). Die Auto-TLA führt zu einer straffen Oberfläche, welche die Entnahme begünstigt.

An der Helixkante sind je nach Defekt Spindelexzisionen entlang der Helixkante (Abb. 67) einfach. Zur Rekonstruktion der Helix kommen Vollhauttransplantate oder eine Kombination aus U-Lappenplastik (Vorderseite mit Knorpeldurchtrennung) und Verschiebelappenplastik (Rückseite) zum Einsatz (Abb. 68). Von der Rückseite her sind Rotations-, Schwenk- und U-Lappen anwendbar (Abb. 69). Keilexzisionen mit Dehnungsplastik sind umständlich und verkleinern das Ohr und führen oft zu einer unschönen Kerbe.

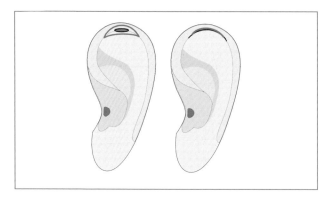

Abb. 67. Spindelexzision an der Helix.

Wenn möglich ist sie einer Keilexzision vorzuziehen.

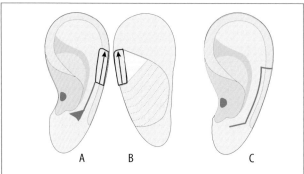

Abb. 68. Dehnungslappenplastik an der Helix.

Die bessere Alternative zur Keilexzision.

A: Vorderseite: Defekt mit geplanter Plastik.

B: Rückseite: Defekt mit geplanter Unterminierung.

C: Fertiggestellte Plastik.

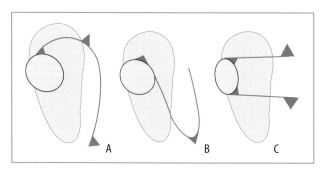

Abb. 69. Helix und dorsale Ohrrückseite.

A: Rotationslappenplastik.

B: Schwenklappenplastik.

C: Dehnungslappenplastik.

Die **Z-Plastik** leistet zur Narbenkorrektur gute Dienste. Der Mittelteil des Z entspricht der aufzulösenden und zu verlängernden Narbe (Abb. 70). Es können mehrere Z hintereinander oder auch gegeneinander gesetzt werden (Abb. 71, 72). Abbildung 73 zeigt einige Anwendungsbeispiele der Z-Plastiken.

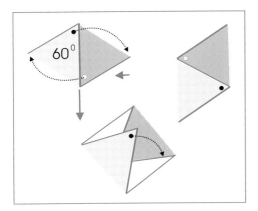

Abb. 70. Z-Plastik zur Narbenverlängerung.

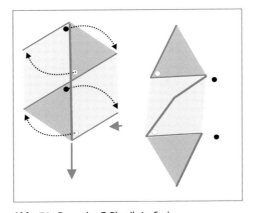

Abb. 71. Doppelte Z-Plastik in Serie.

Zur Narbenverlängerung. Die lange Quernaht hat einen Hautüberschuss. Die Serie kann beliebig verlängert werden.

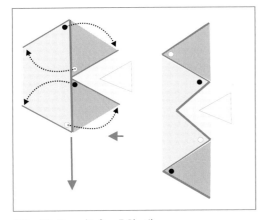

Abb. 72. Gegenläufige Z-Plastik.

Zur Narbenverlängerung z. B. am medialen Augenwinkel (graues Dreieck).

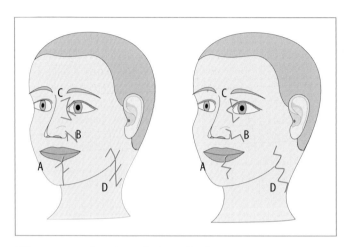

Abb. 73. Anwendungsbeispiele der Z-Plastik:
A: Bei Narbenzug auf die Unterlippe.
B: An der Nasolabialfalte (siehe Abb. 68).
C: Bei Narbenzug am medialen Augenwinkel (siehe Abb. 70).
D: Bei längeren Narben multiple Z (siehe Abb. 69).

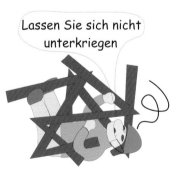

Die gezeigten Lappenplastiken stellen eine bewusste im Alltag bewährte Auswahl dar. Sie können in jeder Winkelstellung zum Defekt kombiniert und variiert werden. Wichtig ist die richtige geometrische Vorstellung. Lappenplastiken und Transplantat lassen sich gleichzeitig anwenden.

Alle Lappenplastiken erfordern viel Übung und Erfahrung. Am besten beginnt man an einfacheren Lokalisationen. Wer sich nicht sicher ist, sollte lieber eine Sekundärheilung oder ein Transplantat bevorzugen.

Mit diesen Mahnungen und auch Aufmunterungen, Tipps und Erfahrungsberichten hat Sie DermOPix quer durch sein DERMALAND geführt.

Wie schön, dass Sie ihm bis herher gefolgt sind. Er dankt Ihnen für die Aufmerksamkeit, lässt Sie nun alleine und zieht sich wieder auf sein Schloss zurück. Wenn Sie an einigen Stellen zweifeln, ist das nicht weiter schlimm, schicken Sie DermOPix eine Mail. Das DERMALAND ist groß, es hat viele Wege und bietet eine Menge Abwechslung und Geheimnisse. Und genau das ist es, was auch DermOPix so sehr an seinem DERMALAND begeistert. Lassen Sie sich anstecken.

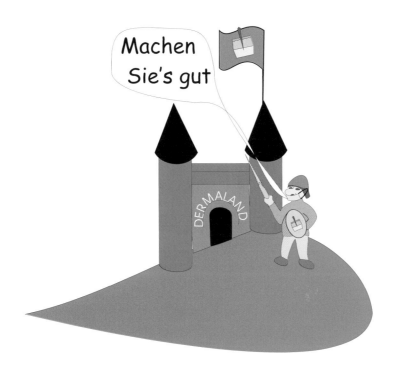

Auszug aus DermOPix' Aufschrieben in „Papers"

Dieser soll dem Leser nur informativ das Buch betreffende Arbeitsschwerpunkte vermitteln. Es wird bewusst auf andere weiterführende Literatur verzichtet.

1. Breuninger H (1983) Vereinfachte Spalthautdeckung von Hautdefekten an den Extremitäten. Z Hautkr 1(58):48–53
2. Breuninger H (1984) Simplified Method of covering Skin Defects on Extremities. Dermatology Digest 2:25–27
3. Breuninger H, Rassner G, Undeutsch W (1984) Operative Behandlung von Basaliomen mit errechnetem Sicherheitsabstand und histologischer Randkontrolle. Der Hautarzt 35:303–307
4. Breuninger H (1984) Histologic control of excise tissue edges in the operative treatment of basal-cell carcinoma. J Dermatol Surg Oncol 10(9):724–728
5. Breuninger H, Haueisen S (1985) Anwendung von resorbierbarem Nahtmaterial in der operativen Dermatologie. Z Hautkr 5(60):453–457
6. Breuninger H (1987) Aspekte zur operativen Therapie des Unterlippenkarzinoms. Z Hautkr 12(62):937–946
7. Breuninger H (1987) Probleme und Planung der Exzision großer Basaliome. Z Hautkr 4(62):269–279
8. Breuninger H, Castanet Ph (1987) Méthode du contrôle histologique des bords de la pièce opératoire des epithéliomas baso-cellulaires. Ann Dermatol Venerol 114:511–514
9. Schippert W, Breuninger H (1987) Spalthautdeckung von Hautdefekten. Fortschr d Medizin 21(105):401–420
10. Breuninger H (1988) Histologisch kontrollierte Exzision von spinozellulären Karzinomen der Haut und Unterlippe. Akt Dermatol 7(14):212–215
11. Breuninger H, Schaumburg-Lever G (1988) Control of excisional margins by conventional histopathological techniques in the treatment of skin tumours: An alternative to Mohs' technique. Br J Pathol 154:167–171

12. Breuninger H, Langer B, Rassner G (1988) Untersuchungen zur Prognosebestimmung des spinozellulären Karzinoms der Haut und Unterlippe anhand des TNM-Systems und zusätzlicher Parameter. Hautarzt 39:430–434

13. Breuninger H, Mors U, Rassner G (1988) Untersuchungen zur Operationsradikalität bei Basaliomen mittels der histologischen Schnittrandkontrolle von Tumorexzisaten. Pathologe 9:153–157

14. Haaf U, Breuninger H (1988) Resorbierbares Nahtmaterial in der menschlichen Haut: Gewebereaktion und modifizierte Nahttechnik. Hautarzt 39:23–27

15. Breuninger H, Rassner G, Schaumburg-Lever G, Steitz A (1989) Langzeiterfahrungen mit der Technik der histologischen Schnittrandkontrolle (3-D-Histologie). Hautarzt 40:14–18

16. Breuninger H, Flad P, Rassner G (1989) Untersuchungen über das Tiefenwachstum der Basaliome. Z Hautkr 64(3):191–196

17. Breuninger H, Maucher Ch, Black B, Flad P, Rassner G (1989) Statistische Erfassung der Wachstumsmuster von Basaliomen. Akt Dermatol 15:37–40

18. Breuninger H (1989) Wundverbände. Z Hautkr (Suppl 2):20–21

19. Breuninger H, Schippert W, Rassner G (1989) Die Gefährdung des Patienten durch Rezidivbasaliome. Dt Dermatologe 1(37):80–82

20. Breuninger H, Black B, Maucher Ch, Schippert W, Rassner G (1989) Untersuchungen zum Sicherheitsabstand und zur Exzisionstiefe in der operativen Behandlung von Basaliomen. Hautarzt 40:693–700

21. Michaelsen Ch, Breuninger H, Rassner G, Dietz K (1990) Der subklinische Anteil im Randbereich der Lentigo maligna und des Lentigo maligna Melanoms. Hautarzt 41:142–145

22. Breuninger H, Black B, Rassner G (1990) Microstaging of squamous cell carcinoma of the skin and lower lip. Am J Clin Pathol 95(5):624–627

23. Heeg P, Harke H-P, Niedner R, Breuninger H et al (1990) Klinische und hygienische Aspekte der Wundbehandlung. Hyg u Med 15:298–306

24. Breuninger H (1990) Cirugía micrográfica con cortes en parafina (histología tridimensional). Monografias de Dermatologia, Vol 3, Nr 4

25. Breuninger H (1991) Möglichkeiten der operativen Therapie bei alten Menschen. Dt Derm 39(3):333–334

26. Breuninger H, Adis S, Rassner G (1991) Quantitative histologische Untersuchung des peritumoralen 1 cm-Bereichs von Melanomen der Haut. Z Hautkr (Suppl 3):123–125

27. Breuninger H, Schippert W (1991) Die intracutane Schmetterlingsnaht mit resorbierbarem synthetischen monofilen Nahtmaterial. Z Hautkr 66(Suppl 3):69–71

28. Breuninger H, Dietz K (1991) Prediction of subclinical tumor infiltration in basal cell carcinoma. J Dermatol Surg Onkol 17:574–578

29. Breuninger H, Gutknecht M, Dietz K, Rassner G (1991) Das lokale infiltrative Wachstumsverhalten von Plattenepithelkarzinomen der Haut und daraus resultierende Behandlungsrichtlinien. Hautarzt 42:559–563

30. Breuninger H, Adis S, Rassner G (1991) Histologische Untersuchungen des peritumoralen 1 cm-Bereiches von Melanomen der Haut. Z Hautkr 66(Suppl 3):123–125

31. Breuninger H, Schippert W (1991) Die intrakutane Schmetterlingsnaht mit resorbierbarem Nahtmaterial. Z Hautkr 66(Suppl 3):69–71

32. Breuninger H, Dietz K, Rassner G (1992) Das subklinische Infiltrationsverhalten von Basaliomen. Akt Dermatol 18:129–132

33. Breuninger H (1992) Anästhesie bei dermatologischen Eingriffen im Kindesalter. TW Pädiatrie 5:245–250

34. Breuninger H, Pesch M, Dietz K, Rassner G (1992) Quantitative Analyse der Rezidivierung bzw. Spontanregression von in situ belassenen Basaliomanteilen. Hautarzt 43:56–65

35. Breuninger H (1992) Anästhesie bei dermatologischen Eingriffen im Kindesalter. TW Pädiatrie 5:245–250

36. Breuninger H, Trilling B (1992) Programmierte Nachbetreuung bei Hauttumoren im Stadium I. Ein Modell der Univ.-Hautklinik der Universität und des interdisziplinären Tumorzentrums der Universität Tübingen. Arbeitsgemeinschaft der Tumorzentren 11:44–47

37. Breuninger H (1993) Die Muttermale der Haut und ihre Behandlung. Dt Krankenpfl Z 4:250–251

38. Drepper H, Köhler CO, Bastian B, Breuninger H, Bröcker E, Göhl J, Groth W, Hermanek P, Hohenberger W, Lippold A, Kölmel K, Landthaler M, Peters A, Tilgen W (1993) Benefit of elective lymph node dissection in subgroups of melanoma patients. Cancer 72:741–749

39. Breuninger H, Keilbach J, Haaf U (1993) Intracutaneous butterfly suture with absorbable synthetic suture material technique, tissue reaction and results. J Dermatol Surg Oncol 19:607–610

40. Breuninger H (1993) Die intrakutane Schmetterlingsnaht. Dermatologie im Bild 22:49–53

41. Breuninger H, Anargyrou S (1993) Kann die 20 MHz-Sonographie die subklinische Infiltration von malignen epithelialen Tumoren prätherapeutisch erkennen? Zbl Haut 162:169–201

42. Breuninger H (1993) Die dreidimensionale Histologie von Tumorexzisaten. Dermatologie im Bild 22:55–60

43. Breuninger H, Holzschuh J (1994) Die lückenlose histologische Darstellung der Schnittränder eines Hauttumorexzisates (3-D-Histologie) in einer Schnittebene mittels der ‚Flundertechnik'. Akt Dermatol 20:7–10

44. Breuninger H, Köhler CO, Drepper H, Bastian B, Bröcker EB, Göhl J, Groth W, Herma-nek P, Hohenberger W, Lippold A, Kölmel K, Landthaler M, Peters A, Tilgen W (1994) Ist das akrolentiginöse Melanom (ALM) maligner als das superfiziell spreitende Mela-nom (SSM) in einer high-risk-Lokalisation? Hautarzt 45:529–531

45. Breuninger H, Thaller A, Schippert W (1994) Die subklinische Ausbreitung des Der-matofibrosarkoma protuberans (DFSP) und daraus resultierende Behandlungsmodali-täten. Hautarzt 45:541–545

46. Breuninger H (1996) Zum Einsatz der Ringkürette (Ringskalpell) in der Dermatologie. Dt Derm 44:1–3

47. Breuninger H, Zimmermann C (1996) Bauchnabelrekonstruktion nach Exzision von Melanomen im Bauchnabelbereich. Hautarzt 47:273–275

48. Breuninger H, Schlegel A (1996) Untersuchung von Hauttumoren mit hochauflösender (20 Mhz) 3-D-Sonographie im Vergleich zur Histologie. In: Holzschuh J, Breuninger H. Akt Dermatol 22:314–319

49. Holzschuh J, Breuninger H (1996) 3-D-Histologie. Eine interessante Aufarbeitungs-technik von Hauttumorexzisaten für Pathologen. Der Pathologe 17:127–129

50. Breuninger H, Schaumburg-Lever G, Holzschuh J, Horny HP (1997) Desmoplastic squamous cell carcinoma of skin and vermillion surface: a highly malignant subtype of skin cancer. Cancer 79:915–919

51. Blum A, Breuninger H, Jünger M, Rassner G (1997) Präoperativer Einsatz der farb-kodierten Duplexsonographie zur Darstellung von gefäßnahen Lymphknotenmetasta-sen. Z f Hautkr 72:423–426

52. Breuninger H (1997) Navel reconstruction after umbilical melanoma excision. Eur Plast Surg 47:302–305

53. Breuninger H (1997) Micrographic surgery of malignant skin tumors: a comparison of the frozen technique with paraffin sectioning. Facial Plast Surg 13:79–82

54. Sebastian G, Breuninger H, Müller RPA (1997) Qualitätssicherung in der operativen und onkologischen Dermatologie. Stellungnahme der VOD zur Therapie erworbener Nävuszellnävi. Hautarzt 48:705–706

55. Breuninger H (1997) Die Chirurgie des Dermatofibrosarkoma protuberans (DFSP) mit lückenloser histologischer Schnittrandkontrolle. Z f Hautkr 72:10–12

56. Breuninger H, Holzschuh J, Schippert W, Schaumburg-Lever G, Horny HP (1998) Das desmoplastische Plattenepithelkarzinom der Haut und Unterlippe. Eine morphologi-sche Entität mit hohem Metastasierungs- und Rezidivierungsrisiko. Hautarzt 49: 104–108

57. Breuninger H, Wehner-Caroli J (1998) Slow Infusion Tumescent Anesthesia (SITA). J Dermatol Surg 24:759–763

58. Breuninger H, Wehner-Caroli J (1998) Subkutane Infusionsanästhesie (SIA) mit durch Ringer-Lösung verdünntem Prilocain. Hautarzt 49:709–713

59. Breuninger H (1998) Intracutaneous butterfly suture. A horizontal buried interrupted suture for high tension. Comparison of various absorbable suture materials. Eur Plast Surg 21:415–419

60. Breuninger H, Wehner-Caroli J (1998) Strippingoperationen in subkutaner Infusions-anästhesie (SIA). Eine automatisierte Form der Tumeszenzanästhesie. Vasomed 6:353–356

61. Breuninger H, Hobbach PS, Schimek F (1999) Ropivacaine: an important anesthetic agent for slow infusion and other forms of tumeszent anesthesia. J Dermatol Surg 25:799–802

62. Breuninger H, Schaumburg-Lever G, Schlagenhauff B, Ströbel W, Rassner G (1999) Patterns of local horizontal spread of melanomas. Consequences for surgery and histopathologic investigation. Am J Surg Pathol 23(12):1493–1498

63. Breuninger H (2000) Double butterfly suture for high tension. J Dermatol Surg 26:215–218

64. Breuninger H, Garbe C, Rassner G (2000) Shave-exzision von melanozytären Nävi der Haut. Indikation, Technik, Ergebnisse. Hautarzt 51:575–580

65. Breuninger H, Nogova L, Hobbach PS, Schimek F (2000) Ropivacain, ein vorteilhaftes Anästhetikum für die subkutane Infusionsanästhesie. Hautarzt 51:759–762

66. Breuninger H, Schimek F, Heeg P (2000) Subcutaneous infusion anesthesia with diluted mixtures of prilocain and ropivacain. Langenbecks Arch Surg 385:284–289

67. Breuninger H (2000) Subcutaneous infusion tumeszent anesthesia (SITA) with diluted mixtures of prilocaine and ropivacaine. J Anäs u Intensiv 4:12–14

68. Breuninger H (2000) Rationelle Schnitt-, Naht- und Klebetechniken bei Hautexzisionen. Z Ästh Op Derm 2:12–17

69. Breuninger H (2000) Local spread of melanoma: authors reply to a letter to the editor. Am J Surg Pathol 24:1168–1169

70. Breuninger H, Kettelhack C (2001) Operative Therapie des primären und metastasierten Melanoms. Der Onkologe 1:36–43

71. Breuninger H, Wienert V (2001) Akne inversa. Deutsches Ärzteblatt 44:2885–2889

72. Moehrle M, Breuninger H (2001) Dermatosurgery of children of subcutaneous infusion anesthesia (SIA) with prilocaine and ropivacaine. Pediatric Dermatology 18:469–472

73. Blaheta HJ, Paul T, Sotlar K, Maczey E, Schittek B, Paul A, Moehrle M, Breuninger H, Bueltmann B, Rassner G, Garbe C (2001) Detection of melanoma cells in sentinel lymph nodes, bone marrow and peripheral blood by a reverse transcription-polymerase chain reaction assay in patients with primary cutaneous melanoma: association with Breslow's tumour thickness. Br J Dermatol 145(2):195–202

74. Moehrle M, Lischner S, Dunsche A, Breuninger H, Hauschild A (2002) Cerebriform giant melanocytic nevus of the scalp: report of two cases with different surgical approaches. Dermatol Surg 28(1):75–79

75. Moehrle M, Breuninger H (2002) Comment on the contribution by A. Hauschild et al "Safety margins in excision of primary malignant melanoma". Hautarzt 53(4):291–292

76. Moehrle M, Metzger S, Schippert W, Garbe C, Rassner G, Breuninger H (2003) "Functional" surgery in subungual melanoma. Dermatol Surg (4):366–374

77. Moehrle M, Schippert W, Rassner G, Garbe C, Breuninger H (2004) Micrometastasis of a sentinel lymph node in cutaneous melanoma is a significant prognostic factor for disease-free survival, distant-metastasis-free survival, and overall survival. Dermatol Surg 30(10):1319–1328

78. Breuninger H, Sebastian G, Garbe C (2004) Dermatofibrosarcoma protuberans an update. JDDG 2:661–667

79. Kretschmer L, Hilgers R, Moehrle M, Balda BR, Breuninger H, Konz B, Kunte C, Marsch WC, Neumann C, Starz H (2004) Patients with lymphatic metastasis of cutaneous malignant melanoma benefit from sentinel lymphonodectomy and early excision of their nodal disease. Eur J Cancer 40(2):212–218

80. Breuninger H. Sebastian G, Garbe C (2004) Dermatofibrosarcoma protuberans an update. JDDG 2:661–667

81. Eberle F, Schippert W, Trilling B, Rocken M, Breuninger H (2005) Cosmetic results of histographically controlled excision of non-melanoma skin cancer in the head and neck region. JDDG 3:109–112

82. Moehrle M, Kraemer A, Schippert W, Garbe C, Rassner G, Breuninger H (2004) Clinical risk factors and prognostic significance of local recurrence in cutaneous melanoma. Br J Dermatol 151(2):397–406

83. Haefner HM, Rocken M, Breuninger H (2005) Epinephrine-supplemented local anesthetics for ear and nose surgery: clinical use without complications in more than 10 000 surgical procedures. JDDG 3:195–199

84. Breuninger H, Sebastian G, Kortmann RD, Schwipper V, Werner J, Garbe C (2005) Deutsche Leitlinine Basalzellkarzinom. In: Garbe C (Hrsg) Interdisziplinäre Leitlinien zur Diagnostik und Behandlung von Hauttumoren. Thieme, Stuttgart

85. Breuninger H, Sebastian G, Kortmann RD, Wolff KD, Bootz F, Garbe C (2005) Deutsche Leitlinine Plattenepithelkarzinom. In: Garbe C (Hrsg) Interdisziplinäre Leitlinien zur Diagnostik und Behandlung von Hauttumoren. Thieme, Stuttgart

86. Breuninger H, Sebastian G, Garbe C (2005) Deutsche Leitlinien Dermatofibrosarkoma protuberans. In: Garbe C (Hrsg) Interdisziplinäre Leitlinien zur Diagnostik und Behandlung von Hauttumoren. Thieme, Stuttgart

87. Moehrle M, Schippert W, Rassner G, Garbe C, Breuninger H (2005) Is sentinel lymph node biopsy of therapeutic relevance for melanoma? Dermatology 209(1):5–13. Erratum in: Dermatology 210(1):84.

88. Moehrle M, Dietz K, Garbe C, Breuninger H (2006) Conventional histology versus 3D-Histology in Lentigo maligna melanoma. Br J Dermatol 1:1–7

89. Moehrle M, Breuninger H (2006) Die Muffin technique – eine Alternative zu Mohs' micrographischen Chirurgie. J Dtsch Dermatol Ges 4(12):1080–1084

90. Jahn V, Breuninger H, Garbe C, Maassen MM, Moehrle M (2006) Melanoma of the nose: prognostic factors, three-dimensional histology, and surgical strategies. Laryngoscope 116(7):1204–1211

91. Hamm H, Breuninger H, Hauschild A, Kaufmann R, Sebastian G, Rompel R (2006) Deutsche Leitlinie kongenitale Nävi. *www.leitlinien.de*

92. Moehrle M, Dietz K, Garbe C, Breuninger H (2006) Conventional histology vs three-dimensional histology in lentigo maligna melanoma. Br J Dermatol 154(3):453–459

93. Jahn V, Breuninger H, Garbe C, Moehrle M (2006) Melanoma of the ear: prognostic factors and surgical strategies. Br J Dermatol 154(2):310–318

94. Moehrle M, Breuninger H, Rocken M (2007) A confusing world: what to call histology of three-dimensional tumour margins? J Eur Acad Dermatol Venereol 21(5):591–595

95. Breuninger H, Konz B, Burg G (2007) Mikrokoopisch kontrollierte Chirurgie bei malignen Hauttumoren Deutsches Ärzteblatt 7:376–381

96. Hafner HM, Moehrle M, Eder S, Trilling B, Rocken M, Breuninger H (2007) 3D-Histological evaluation of surgery in dermatofibrosarcoma protuberans and malignant fibrous histiocytoma: Differences in growth patterns and outcome. Eur J Surg Oncol 21:1–7

97. Brantsch KD, Meisner Ch, Schonfisch B, Trilling B, Wehner-Caroli J, Rocken M, Breuninger H (2008) Prospective analysis of the risk factors determining prognosis of cutaneous squamous cell carcinoma. Lancet Oncology (in print)

Anhang

- Zusammenstellung der Instrumente, Geräte und Materialien

- Herstelleradressen

- Merkblatt für die Anwendung der 3D-Histologie bei Hauttumoren im Gesicht

- Informationen für Patienten
  - Minimal invasive Hautoperation
  - Moderne Nahttechniken
  - Bösartigen Hauttumore

Zusammenstellung der Instrumente, Geräte und Materialien

Bipolare Koagulation
- Gerät: Erbe ICC bipolar vollautomatisch.
- Pinzetten zur bipolaren Koagulation: Gerade 14,4 cm Spitze 1 mm oder 2 mm

Infusionsständer ULF-Systems

Infusomat für subkutane Infusionsanästhesie
SIA, Auto-TLA (nach Breuninger)
INKA® ST. (Fresenius)

Instrumente
- Nadelhalter *Butterfly* (nach Breuninger) (Ulrich)
- Nadelhalter: *Halsey* BM 12 130 mm (Aeskulap)
- Pinzette: *Adson* BD 512 120 mm (Aeskulap)
- Häkchen: *Cottle* OL 619 160 mm (Aeskulap)
- Schere: BC 257 W (Aeskulap)
- Küret te: Stiefelringküretten 4 und 7 mm Durchmesser (Stiefel)

Lokalanästhetika
Lidocain (Xylocain®) und Ropivacain (Naropin®)
Topisch: Emla® Creme (AstraZeneca)

Verbandsmaterial
- Airstrip® in vielen praktischen Größen (Smith & Nephew)
- Primapore® (Smith & Nephew)
- Op-Site® und Op-site Post op® (Smith & Nephew)
- Suture Strip® (Novamedical)
- Hansamed® als Stripersatz für kleine Nähte (Beiersdorf)
- Elastomull haft® Binden (Beiersdorf)

Nahtmaterial
(Ethicon)
- PDS® 2-0 (3 metric) FS-1 Nadel
- PDS® 3-0 (2 metric) FS-1 Nadel
- PDS® 4-0 violett (1,5 metric) P3 Nadel
- PDS® 5-0 violett (1 metric) P3 Nadel
- PDS® 6-0 violett (0,7 metric) P-1 Nadel
- Vicryl® 7-0 violett (0,5 metric) GS-9 Nadel

Versendung von Gewebematerial
- Artikel TWIST 20 ml (Langenbrink)
- Histokassetten zum Einbetten (Langenbrink)
- Filterpapier für Einbettkassetten (Meite)

Herstelleradressen

Aeskulap AG & Co. KG
Am Aesculap-Platz
78532 Tuttlingen
www.aeskulap.de

AstraZeneca GmbH
Tinsdaler Weg 183
22880 Wedel
www.astrazeneca.de

Beiersdorf AG
Unnastraße 48
20245 Hamburg
www.beiersdorf.de

Erbe Elektromedizin GmbH
Waldhörnlestraße 17
72004 Tübingen
www.erbe-med.de

Ethicon GmbH
Robert-Koch-Straße 1
22851 Norderstedt
www.ethicon.de

Fresenius Kabi AG
MC-Medizin GmbH
Am neuen Berg 8
61343 Bad Homburg
www.fresenius.de

Langenbrink Labor- und Medizintechnik
Blockmattenstraße 4a
79331 Teningen

Meite GmbH
Wollenweberstraße 12
31303 Burgdorf

Novamedical Vertriebsgesellschaft mbH
Elisabeth-Selbert-Straße 5
40764 Langenfeld
www.novamedical.de

Smith & Nephew GmbH
Medical Division
Max-Planck-Straße 1–3
34253 Lohfelden
www.smith-nephew.com

Stiefel Laboratorium GmbH
Mühlheimer Straße 231
63075 Offenbach am Main
www.stiefel-gmbh.de

ULF-Systems
Laurentiusweg 9
84048 Mainburg

Ulrich GmbH & Co. KG
Buchbrunnenweg 12
89081 Ulm
www.ulrichmedical.com

Merkblatt für die Anwendung der 3D-Histologie bei Hauttumoren im Gesicht

1. Markierung (ein Faden möglichst weit außen, am besten bei 12 Uhr bezogen auf die Körperachse) oder ein deutlicher tiefer Einschnitt bei 12 Uhr. Exzision des Tumors am klinischen Rand, um ein gutes Tumorpräparat zu erhalten.

2. Danach Entnahme einer Sicherheitszone (2–5 mm) in Problemzonen minimal 1 mm. An unproblematischen Stellen ist auch eine Spindelexzision möglich.

3. Senkrecht oder schräg nach außen geschnittene Hautexzidate, immer mit der gesamten Subkutis oder noch tiefer (Ausnahme superfizielle Karzinome).

4. Bei kleinen Tumoren (<5 mm) ist auch eine tiefe Shave-Exzision möglich.

5. Aufarbeitung des Exzidates nach der Muffin- oder Tortentechnik.

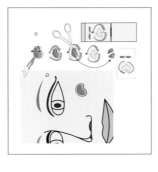

Muffintechnik

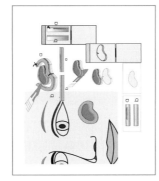

Tortentechnik

6. Plane Einlage der Außenränder in die Kassetten der histologischen Routineaufarbeitung. Versand in Formalin.

7. Vermerk auf Histoantrag: 3D-Histologie (am besten mit kleiner Skizze).

Die Befundübermittlung erfolgt über die Angabe von tumorpositiven „Uhrzeiten" in der Skizze.

Die drei wichtigsten Punkte:
- Markierung durch Faden oder tiefen Einschnitt in der Regel bei 12 Uhr.
- Nicht zu kleine Exzision, Tumorpräparat von guter Qualität.
- Plane Einbettung der Außenränder nach unten.

3D-Histologie

Universitäts-Hautklinik Tübingen

Ärztlicher Direktor: Prof. Dr. med. M. Röcken

Mikroskopische Dermatologie: Dr. med. Gisela Metzler

Operative Dermatologie: Prof. Dr. med. H. Breuninger, Prof. Dr. med. M. Möhrle,
Dr. med. W. Schippert

Lokalisation: Datum:
Beschreibung: Arzt:
Diagnose:

Dringend?   ☐ 1 Tag   ☐ 2 Tage   ☐ > 2 Tage

Fax: 07071-295354 (Histologie)

Mikroskopische Dermatologie: Dr. med. Gisela Metzler

☐ »Torte«
☐ »Muffin«

Vorläufiger Befund:

Informationen für Patienten

■ Minimal invasive Hautoperation

Sehr geehrte Patientin, sehr geehrter Patient!

Der Trend in der Medizin geht heute zu immer kleineren Schnitten und in der Dermatologie dahin, nur das Notwendigste möglichst schonend zu entfernen. Eine solche minimal invasive Methode ist die so genannte Shave-Exzision. Sie ermöglicht unter geringstem Gewebeverlust sowohl eine Diagnosestellung als auch oftmals gleichzeitig eine Therapie vieler gutartiger und auch bösartiger kleiner Hautveränderungen.

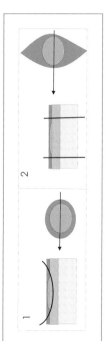

Abb. 74
1. Shave-Exzision mit minimalem Gewebeverlust.
2. Konventionelle Entfernung mit Naht.

Vorteile der minimal invasiven Shave-Exzision

■ Minimaler Gewebeverlust.
■ Komplette feingewebliche Untersuchung möglich (nicht bei Laser).
■ Weniger Schmerzen nach der Operation.
■ In der Regel fast unsichtbare Narben von natürlichem Aussehen.
■ Widerstandsfähigkeit der Wunde gegenüber Wasser schon nach 2 Tagen.
■ Rasche Wundheilung, da keine Gewebsschädigung wie z.B. durch Laser.
■ Kein Fadenziehen notwendig.

Nachteile der minimal invasiven Shave-Exzision

■ Verdickung oder hellere Farbe der Narbe bei dazu veranlagten Menschen (auch bei Laserbehandlung möglich).
■ Häufiger Wiederauftreten der Braunfärbung bei entfernten Leberflecken, die harmlos ist. In einer weiteren kleinen Sitzung zu entfernen.
■ Möglicherweise Auftreten von leichten, ungefährlichen Sickerblutungen am OP-Tag bis zum zweiten Tag nach der Operation.

Wundbehandlung

Wunde sauber und mit Fettsalbe fettig, feucht halten. Günstig ist auch die Desinfektion mit medizinischem Alkohol. Eine eventuell auftretende Sickerblutung ist durch längeren zarten Druck auf die Wunde mit einem nassen, sauberen Taschentuch leicht zu beheben. Die Narbenverdickung kann innerhalb von 2 Jahren völlig verschwinden oder kann mit unterschiedlichen Methoden gut behandelt werden. Die wiederaufgetretene Braunfärbung muss entfernt werden, wenn sie sich verändert.

Informationen für Patienten

▪ Moderne Nahttechniken (Schmetterlingsnaht nach Breuninger)

Sehr geehrte Patientin, sehr geehrter Patient!

Die Entwicklung moderner synthetischer Nahtmaterialien (meist aus Polyzucker, welches sich in der Haut auflösen kann) hat auch neue Nahttechniken möglich gemacht. Die Nähte werden in der Haut gelegt, so dass außen kein Nahtmaterial sichtbar ist. Manchmal sind noch oberflächliche, fein gestochene Nähte notwendig und günstig.

Vorteile der Schmetterlingsnaht

- Es sind später nicht die üblichen leiterartigen Quernarben zu sehen.
- Die Narbe weicht nicht so stark auseinander wie sonst üblich.
- In vielen Fällen entfällt das Entfernen von Fäden oder wird zumindest stark reduziert. Überstehendes Nahtmaterial muss man lediglich flach auf der Haut am besten mit einer feinen, sauberen Nagelschere abschneiden (im Gesicht nach 5–6 Tagen, sonst nach 10–14 Tagen).

Nachteile der Schmetterlingsnaht

Bis zu einem halben Jahr können postoperativ Begleiterscheinungen auftreten:

- Vorübergehend knotige Verdickungen in der Narbe. Sie verschwinden immer.
- Das Durchtreten von Nahtmaterialanteilen aus der Tiefe nach außen. Dies ist durch Tasten und evtl. durch eine leichte Entzündungsreaktion zu erkennen.

Abhilfe: Die Fadenanteile können mit einem kleinen spitzen Messerchen nachträglich entfernt werden. In den meisten Fällen ist dennoch nicht mit einer kosmetischen Beeinträchtigung zu rechnen.

▪ **Wundpflege:** Bei normaler Blutgerinnung kann innerhalb von 24 Stunden aus der Wunde noch Blut austreten. Für eine ungestörte Blutstillung und eine optimale Narbenbildung ist es wichtig direkt nach der Operation bis zum Abend immer wieder einen längeren gleichmäßigen Druck auf die Wunde auszuüben.

Prinzipiell ist eine genähte Wunde nach ca. 2 Tagen sozusagen wassergeschützt. Für eine ungestörte Wundheilung bitte die Wunden bis zur sicheren Abheilung (bis ca. 2 Wochen) sauber und trocken halten. Bei Bedarf Verbandswechsel durchführen und wenn möglich die dünnen braunen Pflasterstreifen auf der Wunde belassen; im Gesicht für ca. 5–7 Tage und am Körper 10–14 Tage. Stärkere mechanische Beanspruchung vermeiden!

Narben

- Narbenbildungen sind nie ganz zu vermeiden und sind je nach Veranlagung und Ort der Narbe unterschiedlich ausgeprägt.
- Narben können vorübergehend dick werden. Hier hilft oft eine leichte ‚Druckmassage' (mehr Druck als Massage, um die Narbe nicht zu irritieren) mehrfach täglich über 10 Minuten, auch mit Fettsalbe oder einer „Narbensalbe". Gegebenenfalls muss die Narbe ärztlich behandelt werden.
- Eine Narbe kann frühestens nach einem halben Jahr beurteilt werden. Verbesserungen sind noch bis zu zwei Jahren möglich!

Informationen für Patienten

■ Bösartige Hauttumoren
Basalzellkarzinom (Basaliom)/Plattenepithelkarzinom (Spinaliom)

Sehr geehrte Patientin, sehr geehrter Patient,

wie Sie wissen, ist bei Ihnen eine örtliche bösartige Hautgeschwulst festgestellt worden. Diese Art Hautgeschwülste haben die Neigung, sozusagen wurzelartig in die nähere Umgebung auszuwachsen, ohne dass dies vor oder während der Operation zu erkennen wäre, auch nicht mit Ultraschall oder anderen modernen Geräten. Erst durch eine feingewebliche Spezialuntersuchung, der kompletten dreidimensionalen Ränder eines Tumorpräparates mit 200 facher Vergrößerung, die so genannte 3D-Histologie, ist solch ein unterirdischer Ausläufer zu erkennen.

Zur Behandlung werden eine Vielzahl von Therapien angeboten: Operation, Vereisung, Lasertherapie, Lichtsensibilisierung (Photodynamische Therapie) und Salben, teils mit dem Hinweis auf Narbenfreiheit. Mit keiner dieser Therapien sind die wurzelartigen Ausläufer sicher vollständig zu entfernen. Mit der 3D-Histologie erkennt man diese Ausläufer und kann sparsam operieren. Nur die Kombination einer schonenden Operation mit 3D-Histologie bietet eine mehr als 99%ige Heilungsaussicht.

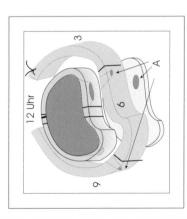

Abb. 75. Ausläufer.

Die Tumorausläufer treten erfahrungsgemäß bei ungefähr jedem 4. Patienten auf.

Damit nicht von diesem Ausläufer ein unerkanntes neues zerstörerisches Wachstum ausgeht, sollte in aller Regel diese kleine ‚Wurzel' in einer weiteren Operation entfernt werden. Die Lage der Wurzel ist dann durch die speziell durchgeführte feingewebliche Untersuchung bekannt. In sehr seltenen Fällen ist diese Wurzel so lang, dass auch noch eine dritte und vierte Operation notwendig ist.

Wie Sie leicht erkennen, bietet dieses Vorgehen für Sie eine sehr große Sicherheit, ohne dass unnötig viel gesunde Haut geopfert werden muss. Mit anderen Verfahren beträgt die Heilungsaussicht zwischen 70 und 97%. Im Einzelfall hängt dies vom Tumor ab.

Allerdings besteht bei Ihnen die Möglichkeit, dass an anderer Stelle neue Geschwülste entstehen – völlig unabhängig vom ersten. Bei einigen wenigen größeren Karzinomen besteht auch die Möglichkeit der Streuung in die Lymphknoten. Dies ist jedoch selten. In solchen Fällen sind Nachkontrollen erforderlich.

Bitte haben Sie auch selbst ein Auge für neu auftretende Hautveränderungen. Melden Sie sich dann bei Ihrem Arzt.

Sachverzeichnis

Gewidmet meiner Frau, die mich sehr unterstützt
und beraten hat, sowie meinen Kindern und Enkeln,
die mit mir die Liebe zum Comic teilen.

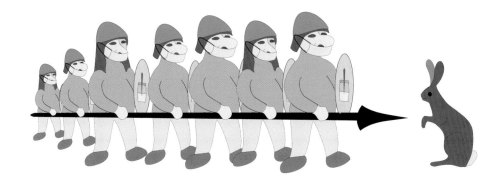